I0710821

DU NIMMST AB, WENN DU DIR ZUM ESSEN ZEIT LÄSST.

Denken Sie an die lange Zahl der verschiedenen Diäten, die Sie im Laufe Ihres Lebens probiert hab, die aber auf lange Sicht keinen dauerhaften Erfolg brachten.

Fred Montura

Manfred O. Koeppel

Impressum © 2020 Fred Montura

Alle Rechte vorbehalten

Die in diesem Buch dargestellten Figuren und Ereignisse sind fiktiv. Jegliche Ähnlichkeit mit lebenden oder toten realen Personen ist zufällig und nicht vom Autor beabsichtigt.

Kein Teil dieses Buches darf ohne ausdrückliche schriftliche Genehmigung des Herausgebers reproduziert oder in einem Abrufsystem gespeichert oder in irgendeiner Form oder auf irgendeine Weise elektronisch, mechanisch, fotokopiert, aufgezeichnet oder auf andere Weise übertragen werden.

13-stellige ISBN:9798626449174

Coverdesign von: Art Painter
Kontrollnummer der Kongressbibliothek: 2018675309
Gedruckt in den Vereinigte Staaten von Amerika

INHALT

DU NIMMST AB, WENN DU DIR ZUM ESSEN ZEIT LÄSST.

Wenn Sie wissen wollen, was Ihnen beim Abnehmen hilft, essen Sie mit Bedacht! Lesen Sie hier:

Denken Sie an die lange Zahl der verschiedenen Diäten, die Sie im Laufe Ihres Lebens probiert hab, die aber auf lange Sicht keinen dauerhaften Erfolg brachten.

Manchmal stimmt es eben nicht überein, das, wenn man eine empfohlene Diät macht und der gewünschte Gewichtsverlust nicht von Dauer ist. Auf lange Sicht scheint es eben nicht zu wirken und am Schluss ist man genauso klug wie vorher.

Dieses Buch stellt Ihnen eine Auswahl von erprobten Abnehm und Fitnesskonzepten vor. Das sind Strategien für eine bessere Gesundheit und ein glücklicheres Leben. Nehmen Sie auf Dauer ab, damit nicht der berüchtigte Jo-Jo Effekt die Pfunde immer wieder zu Ihnen zurückbringt.

Ich möchte Sie darauf aufmerksam machen, dass ich weder Ernährungsberater noch Mediziner bin. Meine Meinung ist lediglich aus der lebenslangen Erfahrung und meinen Recherchen. Im Zweifelsfalle sollten Sie aber Ihren Hausarzt zurate ziehen.

1. ESSE LANGSAM UND DU NIMMST BESTIMMT AB

Denken Sie an die lange Zahl der verschiedenen Diäten, die Sie im Laufe Ihres Lebens probiert haben, die aber auf lange Sicht keinen dauerhaften Erfolg brachten.

Manchmal stimmt es eben nicht überein, das, wenn man empfohlene Diäten macht und der gewünschte Gewichtsverlust nicht von Dauer ist. Auf lange Sicht scheint es eben nicht zu wirken und am Schluss ist man genauso klug wie vorher.

In diesem Buch will ich Ihnen eine Auswahl von modernen und erprobten abnehme und Fitness Konzepte vorstellen, die die Strategien sind, für eine bessere Gesundheit. Dieses Buch ist ein Ratgeber für alle, die wirklich auf Dauer abnehmen wollen und nicht durch Jo-Jo Effekte immer wieder Ihre Pfunde zurückbekommen.

Eine vegetarische Ernährung ist selbstverständlich gesund und noch vor einem Jahrzehnt gab es viele Ärzte in Deutschland, die sich gegen dieses Konzept ausgesprochen haben. Wir sehen heute, wie schnell sich Meinungen und Wissen ändern können.

Als ich mein Gewicht reduzieren wollte, setzte mich meine Frau Maria auf vegetarische Kost, diese sollte meine Mittelmeer-Diät ersetzen. Nun esse ich eine Diät aus vegetarisch und Mittelmeer. Das ist eine Kombination der beiden klassischen Diäten, die es mir leicht macht, problemlos abzunehmen.

Es ist für die meisten Menschen die größte Hürde, sich an eine Diät zu gewöhnen und diese radikale Ernährungsumstellung macht ihr Leben zur Hölle.

Besser ist es, viele kleine Änderungen vorzunehmen anstatt alles auf einmal radikal zu verändern. Wie gehabt, im Zweifelsfalle fragen Sie Ihren Arzt oder Ernährungsberater.

Deshalb sollten Sie ein paar kleine Änderungen an Ihren Essgewohnheiten nach und nach machen. Sie müssen es nicht auf einmal tun.

Setzen Sie sich bequem hin und essen Sie, konzentrieren Sie sich auf Ihr Essen.(guten Appetit)

Vermeiden Sie heiße Unterhaltungen, lesen und vor allem Fernsehen während Sie essen. Konzentrieren Sie sich nur auf das Essen. Nehmen Sie Ihr Essen nur langsam in den Mund, aber nur wenn Sie den vorherigen Bissen verschluckt haben.

Denken Sie daran, wie hungrig Sie vor dem Essen waren.

Ihr Magen sollte nach jeder Mahlzeit nur dreiviertel voll sein.

Zwischen den einzelnen Mahlzeiten sollte nicht zu viel Zeit verstreichen, essen Sie mindestens 5 - 6 kleine Mahlzeiten am Tag. Weniger ist mehr, so werden Sie weniger essen und doch satt sein.

Um bei der ganzen Diät noch mehr Erfolg zu haben, treiben Sie Sport. Sie verbrauchen mehr Energie durch das Krafttraining und Ihr Körper verbrennt viele Kohlenhydrate während einer Trainingseinheit.

In der Erholungsphase nach dem Training erhöht sich der Energieverbrauch für eine Zeit von zwei bis fünfzehn Stunden und dieser Energiebedarf verbrennt mehr Kalorien, die alle aus den Fettdepots des Körpers stammen. (1).

Auch, wenn Sie nur einmal die Woche jedes Körperteil trainieren verbrennt diese Methode durch den Crocs-Trainingseffekt viele Kalorien.

Weitere Trainingsmöglichkeiten sind Rudern oder Radfahren, auch Jogging kann hier sehr gut helfen. Lassen Sie sich von einem qualifizierten Personal Trainer, Ernährungsberater oder auch Personal Coach helfen. Sie können es aber auch allein machen, bei den meisten fehlt die Zeit um "die Räder wieder voll durchdrehen zu lassen".

(1)Referenz: Melby C, Scholl C, Edwards G, Bullough R. Wirkung von akutem Widerstandstraining auf den Energieverbrauch nach dem Training und die Stoffwechselrate im Ruhezustand. Journal of Physiology 75 (4): 1847-1853, 1993.

2. WIE KANN MAN EINE ESSSUCHT HEILEN?

Maria war sehr beunruhigt, sie wurde einfach damit nicht fertig, trotz aller Diät, sie kann einfach nicht aufhören zu essen und sie sagte mir: "Ich kann nicht aufhören zu essen, das ist schrecklich, ich möchte einen Keks, esse dann aber bis die Schachtel leer ist, oder ich will ein bisschen Eis aus dem Karton nehmen und stellte dann mit Entsetzen fest, dass ich das ganze Eis aufgegessen habe. Das kann ich nicht verstehen, warum ist das so"?

Maria war darüber sehr beunruhigt, dass sie trotz aller Anstrengungen, sich an der Diät – Fahrplan zu halten, immer wieder solche Anfälle von Essstörungen hat.

Maria dachte sich: "es scheint schlimmer geworden sein, als ich meinen Mann geheiratet habe, ich liebe ihn doch wirklich, das will mir nicht in den Kopf".

Akzeptiere Maria, Du musst nicht süchtig nach diesen Leckereien sein und musst diesem Teil von Dir erlauben, darüber zu sprechen, "warum muss ich das tun", fragte Maria "es ist komisch, manchmal fühle ich mich einfach leer und allein, das kann ich nicht aushalten, Aber durch das Essen geht es mir viel besser. Ich bin dann nicht mehr so einsam, wenn ich satt bin. Aber das verstehe ich eben nicht, warum fühle ich mich so, ich bin doch nicht allein. Ich habe doch Dich und Du liebst mich."

"Es hört sich ja so an, Du würdest essen Maria, wenn sich Dein inneres Kind - es ist ja Dein selbst - sich innerlich allein und verlassen fühlt".

"Ja", sagte Maria, "genau, so fühle ich, aber keine Ahnung, wie ich die Leere und die Einsamkeit ohne etwas zu essen, füllen kann, und warum fühle ich mich allein und einsam, wenn ich draußen nicht allein bin".

Die meisten Leute denken, dieses Problem des leeren Alleinseins kommt von außerhalb, verursacht z.B.Du hast keinen Partner oder von jemanden zurückgewiesen werden, keinen Job zu haben oder nicht genug Geld zu verdienen. Doch das ist es nicht das diese innere Leere und Einsamkeit verursacht. Die Ursache ist eine Sache, das Du nicht liebevoller auf Dich selbst, Deine Gefühle und auf das innere Kind in Dich aufpasst.

Tatsache ist, wir können nicht liebevoll auf uns selbst aufpassen, ohne dass wir eine spirituelle Quelle haben, an die wir uns wenden können, um Weisheit, Führung, Stärke und Liebe zu bekommen.

Was kann eine solche spirituelle Quelle sein? Eine höhere Kraft, ein Schutzengel, Gott, ein innerer Mentor oder Dein höheres selbst. Wir brauchen alle eine Quelle der Führung um unseren eigenen Verstand zu verstehen oder uns anderen Menschen zuzuwenden.

Unser Verstand ist das Lagerhaus unserer Überzeugungen, viele von denen sind falsch oder nicht mehr aktuell, sie unterstützen uns nicht mehr. Unser Verstand kann uns nicht dahin führen, was wir wirklich lieben. Er wird uns nicht beraten welche Handlungen unser höchstes Wohl unterstützen. Wenn uns die Quelle der Weisheit fehlt, an die wir uns wenden können, wissen wir nicht was wir eigentlich tun sollten, um uns liebevoll um uns selbst zu kümmern.

Diese Quelle werden wir uns nicht eröffnen, bis unser tiefes Verlangen dazu führt, uns liebevoll um uns selbst zu kümmern. Solang unser Glaube ist, dass es die Aufgabe eines anderen ist, uns zu füllen, oder wir glauben, dass Arbeit, Geld und Essen usw. von anderen kommen müssten, damit wir satt werden, werden von uns nicht all die liebevollen Maßnahmen ergriffen, in unseren eigenen Namen für uns selbst zu sorgen, um unser inneres Kind mit der Fülle der Liebe zu versorgen.

Als Erstes, was ich mit Maria machte war, Ihr zu helfen eine spirituelle Quelle zu finden, und zu erschaffen, an die sie sich wenden kann. Ich bat sie, welche spirituelle Quelle möglich sein könnte und sie schlug sofort Ihren Großvater vor, den sie als Kind sehr geliebt hatte und der als sie fünf Jahre alt war, gestorben ist. Sie sagte mir, sie fühlte oft Ihren Großvater um sich, sie dachte aber nie daran, ihn einmal um Hilfe zu bitten. Jetzt begann sie seine Liebe zu spüren, sie konnte sich vorstellen wie er sie in den Armen hielt und liebte, da begann sie vor Freude zu weinen und spürte seine Liebe.

"Maria, stell dir das Kind, vor das er in seinen Armen hält, stell dir vor das dieses Kind zu viel essen will". Stellen Sie sich vor, ihr Großvater hält sie fest und fragen Sie sich was sie tun sollten, das Sie sich nicht mehr so leer und verlassen fühlen.

"Kleine Maria denke an deinen Großvater, der würde Folgendes dazu zu dir sagen: Ich hasse es, dass du alles mitmachst, was dein Mann will. Was er will und was er braucht und fühlt, ist für dich immer wichtiger als dein Großvater"

"Du sprichst nicht für mich meinst, seit ihr geheiratet habt, soll mein Mann mich glücklich machen. Du musst mich glücklich machen, indem du auf mich aufpasst, anstatt auf deinen Mann aufzupassen, damit er uns lieben wird. Du musst mich lieben." (Dies ist nicht auf einmal herausgekommen - dieses ist eine Zusammenfassung dessen, was das innere Kind "Maria" der erwachsenen Maria sagte).

Maria lernte, sich an ihren Großvater zu wenden für Liebe und Führung und begann, auf sich selbst aufzupassen, anstatt sich ihren Mann bedingungslos hinzugeben und so verringerten sich allmählich ihre Essattacken.

3. WIE KÖNNEN SIE MIT IHRER DIÄT LEBEN?

Ich las vor Kurzem in einem Diätplan, werfen Sie alles aus Ihrer Speisekammer. Das ist bestimmt eine gute Nachricht für die Supermärkte, aber Sie haben nur wenig Möglichkeit, tatsächlich zu essen.

Können Sie für den Rest Ihres Lebens mit Salat und Leinsamen Öl Dressing leben?

Es besteht der Glaube, Sie müssen für Ihre Essenssünden Buße tun und bezahlen mit Diät und Bewegung Folter, das scheint Ihr Gewissen zu beruhigen und sie halten es für gut. Wie sonst können Sie sich "extreme Diäten und Übungsprogramme" erklären. Was ist mit dem "Essen Sie in Maßen" aber Ihr gesunder Menschenverstand regelt alles? Selbst wenn Sie nur Diät Kekse essen, können Sie nicht alle Nährstoffe haben, die Sie brauchen.

Was müssen Sie deshalb tun? Wenn Sie auf Reisen sind oder aber häufig in Restaurants essen, müssen Sie Ihre Mahlzeiten verteilen, essen Sie kleine Portionen, nehmen Sie sich gesunde Snacks mit, besuchen sie deshalb die Salatbar im örtlichen Supermarkt es gibt viele Möglichkeiten und es kostet Sie kein Vermögen, Ihre

Snacks zu bekommen.

Wenn Sie essen, sollten Sie nicht nach der Mahlzeit das Gefühl haben, Ihr Magen sei total voll. Das belastet Ihr Verdauungssystem und verlangsamt die Verdauung. Dadurch können Sie je nach aufgenommener Nahrung sechs Stunden oder länger nichts essen. Wenn das so ist, ist dies ist, die Zeit, spazieren zu gehen, Ihr Körper verlangt nach Bewegung.

Wenn Sie Ihre Mahlzeit beendet haben und den Tisch verlassen, sollten Sie sich wohlfühlen. Sie sollten am Tag mindestens sechsmal essen. Drei mittelgroße Mahlzeiten und zwei bis drei gesunde Snacks.

Leider sind Diätkekse nicht besonders gesund, wenn Sie einen Nährwert hätten, würde ich eine Schokolade Kekse Diät machen.

Zurück zur Realität: Lieben Sie Desserts, das können Sie nicht lebenslang aufgeben. Aber abgesehen von Ihrem Gesundheitszustand, müssen Sie Möglicherweise ernsthafte Einschnitte vornehmen.

Fragen Sie Ihren Hausarzt, machen Sie eine sinnvolle Diät, gehen Sie regelmäßig spazieren, schwimmen Sie oder trainieren Sie regelmäßig.

4.
ZUSAMMENFASSUNG GEWICHTSREDUZIERUNG

Ein Gewichtsverlust (Diät) Programm kann nur gut funktionieren, wenn Sie gleichzeitig zur Diät ein Sportprogramm (Krafttraining, oder ähnliches) durchführen. Dieses ist für Sie im Laufe Ihres Lebens nicht nur für die Gewichtsabnahme, sondern auch für die allgemeine Gesundheit und Ihr Wohlbefinden unerlässlich.

Seit Jahren gilt die These," baue Dein überschüssiges Körperfett ab, in dem Du schnell gehst, damit Du den Prozess beschleunigt. Das Problem ist bei einer kalorienarmen Diät, der Körper wird in einen Hungermodus versetzt, wobei der Körper sich am Fett festhält und wertvolles mageres Muskelgewebe zur Energiegewinnung verwendet.

Dies würde "Ihren Stoffwechsel senken" und verursacht einen großen Muskelverlust. Sobald Sie Ihre Diät beenden oder die Diät abbrechen, kehrt das ursprüngliche Fett zurück und Ihr Körper produziert noch mehr Fett dazu.

Das ist ein Teufelskreis"

Irgendwann wird sich der Körper an die Ernährung gewöhnen und Ihr Körper wird irgendwann einen Punkt erreichen, wo nichts mehr geht.

Was jetzt tun? Nun ist guter Rat teuer.

Versuchen Sie nicht, diesen Gewichtsverlust mit Massagen, Cremes, Tabletten usw. zu beheben, das wird nicht funktionieren, es gibt einen besseren und gesünderen Weg, dieses auszugleichen, nämlich

"Krafttraining, Sport"

Viele Studien bezeugen, das Krafttraining der bessere Weg und die überlegene Methode zur Gewichtsreduzierung ist.

(Meine Damen, Sie werden sich nicht mit Gewichten anhäufen, Sie haben nicht das Testosteron, um groß und muskulös zu werden, also machen Sie sich keine Sorgen).

Um wirkliche Ergebnisse zu erzielen, müssen Sie auf jeden Fall ein Krafttraining in Ihre Diät einbauen, wenn Sie das nicht tun, dann freuen Sie sich auf enttäuschende Ergebnisse bei Ihrem Gewichtsverlust Programm.

Die Tage des Krafttrainings an drei bis fünf Tagen in der Woche, jeweils eine Stunde, sind längst vorbei. Das geht einfach nicht mehr. Ein kurzes Krafttraining pro Woche, das zu Hause oder im Fitnessstudio durchgeführt wird, schmilzt mehr Fett weg, als Sie jemals für möglich gehalten hätten.

Fette, Zahlen und Herz-Kreislauf-Training

Durch die Steigerung der Muskelfunktionen Ihres Körpers, so haben wir herausgefunden, wird Ihre Stoffwechselrate im Ruhezustand erhöht. Durch den höheren Stoffwechsel können Sie jetzt mehr Kalorien zu sich nehmen und müssen nicht mehr hungern, um Ihre Pfunde zu verlieren. Jetzt müssen weniger Kalorien aus unserer täglichen Nahrungsaufnahme verbraucht werden und der Erfolg Ihrer Diät (vorausgesetzt, Sie essen die richtigen Nahrungsmittel) wird immer wahrscheinlicher.

Was die Körperfette betrifft, werden diese vom Körper verbrannt, die Zellen oxidieren, um die Energie für die Bewegung freizusetzen. Wenn Ihr tägliches Training 20 - 30 Minuten langsam bis mäßig durchgeführt wird, wird zum krossen Teil Energie aus den Fettspeichern entnommen. Achtung: es ist wichtig, sie verstehen, dass die Fettverbrennung aus allen Körperzellen kommt, es ist daher nicht möglich, die Fettverbrennung auf einzelne Körperteile zu konzentrieren.

Schnelles gehen ist die beste Übung zur Fettverbrennung, entweder drinnen auf dem Laufband oder besser noch, draußen an der frischen Luft. Gehen Sie bis Sie leicht ins Schwitzen kommen und diese Geschwindigkeit halten Sie während des ganzen Laufens bei.

Bedenken Sie aber, wenn Ihre Cardio-Aktivitäten Sie atemlos oder gar keuchend machen, dann schalten einfach einen Gang herunter. Sie sollten nicht zu hart trainieren denn dann kommt Ihre Energie nicht mehr aus den Fettreserven, sondern aus Ihren Kohlenhydrat Reserven.

Ernährung zur Gewichtsreduktion

Nehmen Sie während des Tages kleine häufige Mahlzeiten ein, sie sollten jeweils ein bisschen Protein enthalten um die Muskel- und Energieproduktion aufrechtzuerhalten.

Ebenfalls sollten Sie Lebensmittel mit lebenswichtigen Mineral- und Vitaminzusätzen täglich zu sich nehmen.

Wenn Sie die Menge der Kalorien, die Sie täglich essen, reduzieren auf Ihre Gewichtsabnahme, sollten Sie eigentlich anfangen Gewicht zu verlieren. Kontrollieren Sie sich täglich im Spiegel, um Ihren Fortschritt zu sehen.

Die meisten von uns haben keine genaue Vorstellung, wie viel Kalorien sie täglich verbrauchen, aber woher wissen Sie dann, ob Sie zu viel essen oder nicht?

Noch ein Wort zu den Diäten… Durch Ihre Diät wird Ihr Körper in den Hungermodus versetzt, das ist ein Überlebensmechanismus der vor langer Zeit, als Hungersnöte die Menschen plagten, sich entwickelte. Wenn Sie zu wenig Kalorien zu sich nehmen, verringert sich der Stoffwechsel im Körper und die Fettverbrennung wird beeinträchtigt. Gleichzeitig nehmen die Hungersignale im

Körper zu und wir beginnen, energiereiche Lebensmittel, Fette und Zucker zu uns zu nehmen. Das sind die gleichen Lebensmittel, auf die wir eigentlich verzichten sollten.

Hier noch einige großartige Tipps für Ihre Diät.

1. Reduzieren Sie offensichtliche und versteckte Fette
2. Notieren Sie Ihre Nahrungsaufnahme, um Problembereiche zu identifizieren.
3. Achten Sie auf die Zeiten, in denen Sie zu viel essen.
4. Vermeiden Sie schwere Lebensmittel Beschränkungen
5. Überwachen Sie Ihre Körperfettwerte, nicht Ihre Pfunde
6. Streben Sie einen ständigen Fettabbau an, 500 Gramm pro Woche.

5. DER CHECK-UP FÜR EINE GESUNDE ERNÄHRUNG

Es gibt keinen Erfolgreichen "nicht so" schnell verlierenden Gewichtsverlust, denn es dauert mehr als ein paar Tage bis Sie den Tag erreichen, an dem Sie feststellen "ich habe Gewicht verloren".

Deshalb gönnen Sie sich eine Pause und haben Sie Geduld, es dauert eine Weile bis Sie messbare Ergebnisse sehen. Befolgen Sie einige Grundprinzipien in Ihrer Ernährung, in Ihrem Ernährungsplan.

Beginnen Sie mit einem Selbstgespräch, es ist dieses Gespräch, das ständig durch Ihr Gehirn läuft. Wie führt man ein Selbstgespräch, welches Sie mit sich führen? Hat sie in der Vergangenheit ein negatives Selbstgespräch davon abgehalten, Ihr Ziel, den Gewichtsverlust zu erreichen?

Würden Sie es noch mal tun, wenn Sie die Gelegenheit hätten, würden Sie dann in dem Selbstgespräch den Dialog ändern? Nun es gibt eine gute Nachricht, Sie können das Blatt wenden und aus einem negativen, ein positives Selbstgespräch führen. Programmieren Sie sich um und erstellen Sie einen neuen Diätgewichtsverlust Plan, es ist nie zu spät dafür, beginnen Sie mit positiven Gedanken Ihr Gespräch.

Beginnen Sie mit positiven Aussagen, das ist der beste Ausgangspunkt, positive Bestätigungen, die mit Überzeugung und Autorität ausgesprochen werden. Fangen Sie etwa so an "ich möchte 10 kg Gewicht vor den Sommer verlieren"

.Wenn Sie die Gelegenheit hätten, es noch einmal zu tun, würden Sie dann den Dialog ändern? Das ist kein Kinderspiel, nicht wahr? Nun, die gute Nachricht ist, dass Sie das Blatt für negative Selbstgespräche wenden können, die gerade begonnen. Es ist nie zu spät, um zu beginnen und Sie beginnen, indem Sie Ihr Selbstgespräch umprogrammieren und einen vollständigen neuen Gewichtsverlust Diät Plan beginnen. Sie müssen nur Beginnen. Dieses Ziel ist erreichbar, aber es muss einige Arbeiten in die Bestätigung gesteckt werden. Wichtig dabei ist "ICH WILL", das ist was Sie sich wünschen, und das muss immer in der Zukunft liegen. Verleiten Sie Ihren Verstand dazu, das er glaubt, Sie haben schon Erfolge beim Abnehmen erzielt. So programmieren Sie Ihr Unterbewusstsein.

Das Unterbewusstsein ist nicht fähig, das Konzept der Zeit zu verstehen. Wenn Sie Ihrem Unterbewusstsein sagen was Sie wollen, was Sie sich wünschen, erhalten Sie genau das, aber Sie werden niemals Erfüllung in Ihrer negativen Fase erreichen. Wichtig ist, wenn Sie Ihr mentales Tonbandgerät nicht wechseln und auf positiv umschalten erreichen Sie nichts, wenn Sie positiv sagen und denken, ich will 12 Kilo abnehmen, dann werden Sie das auch mit der richtigen Diät erreichen, Ihr Unterbewusstsein tut genau was Sie in Ihrem Selbstgespräch ihm sagen: "Ich möchte 12 Kilo bis zum Sommer abnehmen", es sei denn, Sie ändern Ihr Selbstgespräch wieder.

Sie wiegen z. B., 80 Kilo und wollen 10 Kilo weniger, was sollten Sie tun: Sie müssen eine Entscheidung treffen und Ihr Unterbewusstsein programmieren, Sie werden die 10 Kilo abnehmen, wenn sie es in Ihrem Selbstgespräch wollen. Sie können z.B. Aufschreiben: "Ich bin fit und gesund und wiege 70 Kilogramm".

Sehr wichtig ist, Sie sollen Ihre positiven Wünsche aufschreiben, Sie sollen sie kristallklar bejahen,"ICH WILL" und Ihr Unterbewusstsein wird es tun.

Sie können sich mehrere Bestätigungen ausstellen, schreiben Sie z.B. ein neues Trainingsprogramm "Ich genieße meinen neuen Ernährungsplan" oder "Ich liebe die gesunden Lebensmittel, die ich esse". Das wird auf jeden Fall Ihre positive Einstellung total verändern

Schreiben Sie immer wieder, bis Sie Ihre Ziele erreicht haben, Gewicht zu verlieren, das Sie sich gewünscht haben. Schreiben Sie: hier und jetzt erkläre ich, ich will mein Gewicht um 10 Kilo verringern, stellen Sie genau dar, wie Sie vorgehen werden und vor allen, sagen Sie sich es laut mehrmals täglich (ICH WILL MEIN GEWICHT UM 10 KILO VERRINGERN UND DAS BIS ZUM SOMMER)

Denken Sie daran, sie sollen all das in der Gegenwart sagen und schreiben Sie", hiermit bestätige ich meine Erfolge in der Gewichtsabnahme", "Ich habe das Talent und auch die Fähigkeit, jeden Tag Sport zu treiben", "Ich bin ein Gewinner", "Ich danke für alle meine Leistungen, egal wie klein sie sind".

Sie fühlen sich am Anfang unbehaglich und unangenehm, Sie fühlen und glauben nicht was Sie sagen, das spielt keine Rolle, sprechen Sie mit Ihrem Selbst mit so viel Überzeugung wie Sie aufbringen können. Es dauert eine lange Zeit, um Ihr Unterbewusstsein zu trainieren, positive und nicht negative Selbstgespräche zu führen. Wenn Sie in der Lage sind und es aushalten, alle Ihre Behauptungen fest und selbstbewusst auszusprechen werden Sie erstaunt sein, wie schnell Sie Ihre Gedanken drehen können.

Sie konnten das Erste mal nicht auf ein Fahrrad steigen und die Straße hinunterfahren, Sie brauchten **Ü**bung um die zwei Räder im Gleichgewicht zu halten. Dieses brauchte auch Übung, genau wie Ihre Gedanken trainieren. Sie werden staunen, wie schnell sich Ihre Einstellung und Ihr Denken ändert. Wiederholen Sie in den nächsten 30 Tagen Ihre Behauptungen mehrmals täglich.

Handeln Sie vor allem, wenn Sie nichts tun, wird auch nichts getan. Deshalb tun Sie etwas und viele Dinge werden in Bewegung gesetzt.

Unabhängig davon im Allgemeinen: Was Sie im Leben tun, Sie müssen Maßnahmen ergreifen. Deshalb tun Sie jeden Tag etwas, nur so können Sie Ihre Pläne in die Tat umsetzen.

6. WAS IST DIE RICHTIGE DIÄT FÜR MICH?

Es gibt heute eine Menge Diäten, die abwechslungsreich sind und es wird schwierig, sich für die richtig Diät zu entscheiden. Welche ist die richtige Diät für mich? Sie wissen, es ist an der Zeit, etwas für den Körper zu tun, Ihr Gewicht muss etwas verringert werden, aber welche Diät? Einige Diäten sagen, wenig Fett, andere wenig Kalorien sind der richtige Weg und andere Diät-Gurus schwören darauf, alle Formen von Kohlenhydraten zu meiden, um Ihre Gewichtsabnahme-Ziele zu erreichen. Eine Diät sagt, um optimale Resultate zu erzielen, soll man diese mit 2 anderen bekannten Diäten kombinieren, damit die optimale Fettverbrennung zur Gewichtsreduzierung entsteht. Dann noch die verschiedenen anderen Diäten, die auf der Welt einige Erfolgsgeschichten aufzuweisen haben, wie die Holzpuppen Diät und natürlich die Apfelessig-Diät. Die Frage ist nun, welche Diät funktioniert wirklich und vor allem, welche Diät passt zu Dir?

Es sind hier wichtig Faktoren zu berücksichtigen, wenn Sie über einen Diätplan nachdenken, wichtig wäre, ob Sie über diesen Diätplan lernen, wie man sich gesund ernährt. Leider sind die meisten Diäten, die unglaubliche Ergebnisse vorweisen, sogenannte ernährungspsychologisch bankrotte Methoden. Diese Programme, sie werden oft als Diät Programme zur Gewichtsreduzierung bezeichnet und ermutigen Sie, sich einer Ernährungsgewohnheit zu bedienen, die Ihnen mehr schaden als nutzen kann.

Viele Programme zur Gewichtsreduzierung versprechen augenblickliche Ergebnisse, die auch für eine Weile stimmen, es scheint, ob der Gewichtsverlust durch diese Art von Diäten endlich wahr geworden ist. Aber dann kommt die traurige Realität. Sie müssen erkennen, dass es keine Möglichkeit gibt, diese Programme für den Rest Ihres Lebens beizubehalten.

Diesen Faktor müssen Sie unbedingt berücksichtigen. Ein Programm dem Gewichtsreduzieren und Erhaltung sollte eigentlich keine Diät sein. Obwohl eine kalorienarme oder kalorienreiche oder flüssige Diät oft Ergebnisse erzielen kann die es Ihnen ermöglicht, Anfangs Gewicht zu verlieren. Aber wenn Sie aufhören oder kurz unterbrechen, werden die Gewichtsprobleme erneut wieder auftreten. Suchen Sie nicht nach einem Wundermittel, sondern nach einem Programm zur Gewichtsreduzierung, das dauerhafte Ergebnisse bringt und Sie Ihre Ziele erreichen können.

Für alle diejenigen, die es vorziehen Sport wie die Pest zu vermeiden, ist jede Diät oder Gewichtsverlust Programm, das uns verspricht, dass wir unsere Ziele auch ohne Sport erreichen können ein Lebensretter. Leider langfristig gesehen ist ein Gewichtsverlust nicht möglich, ohne an einem vernünftigen Trainingsprogramm teilzunehmen. Das ist traurig, aber wahr.

Sie sollten sich immer, wenn Sie an eine Diät oder ein Gewichtsreduzierung-Programm denken, folgende Fragen stellen:

1. Lerne ich durch diese Diät an einem gesunden Plan zur Ernährung teilzunehmen?

2. Kann ich diese Diät langfristig einhalten? Und

3. kann man diese Diät mit vernünftigen Essen und mäßiger Bewegung kombinieren?

Kombiniert diese Diät vernünftiges Essen mit mäßiger Bewegung?

Wenn Sie ein Diät- oder Gewichtsverlust Programm finden, das all diese Bedingungen erfüllt, wissen Sie, dass Sie die richtige Diät für Sie gefunden haben. Wie bei jeder Diät ist es immer eine gute Idee, Ihren Arzt zu konsultieren, bevor Sie an einem Gewichtsverlust Programm teilnehmen.

7. 10 KILLER - TIPPS FÜR SCHNELLEN GEWICHTSVERLUST

Diät mit niedrigem glykämischen Index, Diät mit niedrigem GI,

um das Beste aus Ihrem Gewichtsverlust Programm herauszuholen, maximieren Sie Ihre Ergebnisse und minimieren Sie Ihre Taille.

Wenn Sie eine gesündere Lebensweise führen wollen und wenn Sie abnehmen möchten, befolgen Sie diese 10 Tipps zur Fettverbrennung

1. Trinken Sie mehr Wasser

Um bei Ihrer Gewichtsabnahme tolle Resultate zu erzielen, lassen Sie Limonade und Cola im Kühlschrank und trinken Sie Wasser. Eines der besten Geheimnisse der Gewichtsabnahme ist, jeden Tag mindestens 8 Gläser Wasser zu trinken um hydratisiert und gesund zu bleiben. Trinken Sie ein erfrischendes Glas Trinkwasser anstatt kalorienreiche oder zuckerreiche Getränke. Trinkwasser reinigt Ihren Körper, entfernt Giftstoffe und fördert ebenfalls den Muskelaufbau.

2. Essen Sie 6 Mahlzeiten am Tag

Um abzunehmen, reichen normale 3-Mahlzeiten nicht aus, Sie sind auf dem Weg, abzunehmen und um Fett zu verbrennen. Ihr Körper kann die großen Mahlzeiten nicht verarbeiten und verwandelt überschüssiges Fett schnell in Fettablagerungen. Die Meinung vieler Experten ist:

Sie sollten pro Tag mindestens 6 kleine Mahlzeiten zu sich nehmen. Achten Sie darauf, bei jeder Mahlzeit weniger zu essen, kleine Portionen um nicht die Nahrung zu verdoppeln, sonst verdoppeln Sie auch Ihren Fettvorrat.

3. Trainieren Sie mit Gewichten

Um eine große Menge an Körperfett zu verbrennen, zu maximieren ist es ein guter Weg, wenn Sie ein Gewichtsprogramm zu Ihrem Krafttraining hinzufügen. Krafttraining bringt nicht nur Ihren Körper in Form, es verbessert auch Ihre Gesundheit und verbrennt schneller Fett, vor allem, es kurbelt auch Ihren Stoffwechsel an.

Proteinreiche Lebensmittel kurbeln Ihren Stoffwechsel an und versetzen Ihren Körper in die Lage, schnell Fett zu verbrennen. Außerdem helfen die proteinreichen Lebensmittel Ihren Muskelaufbau. Nach dem Training ist es gut, wenn Ihr Körper proteinreiche Nahrungsmittel bekommt, um die Muskelmasse aufrechtzuerhalten.

4. Kalorien mit Bedacht verringern

Es ist bestimmt verlockend, wenn Sie die Kalorieneinnahme drastisch reduzieren, um einen gesunden Lebensstil zu beginnen. Besser ist es aber für Sie und Ihren Körper, Kalorien schrittweise zu reduzieren, um das Risiko zu verringern, eine zu schnelle Reduzierung der Kalorien führt dazu, Ihr Körper verbrennt schnell alle verfügbaren Kalorien und das senkt Ihren Stoffwechsel. Durch die Reduzierung in kleinen Schritten erhalten Sie Ihren gesunden Lebensstil.

6. Belohnen Sie sich

Wenn Sie erfolgreich Ihre Diät halten, das meiste Fett verbrennen, sollten Sie sich belohnen. Lassen Sie sich verwöhnen, genießen Sie Ihre Lieblings Leckerei. Denken Sie nicht, Sie betrügen Ihre Diät, wenn Sie sich diese kleine Belohnung gönnen. Wenn Sie z.B. Schokolade mögen, gönnen Sie sich jeden Abend ein kleines Stück.

7. Vermeiden Sie den Marathon Work-outs

Der größte Fehler, den Sie machen können, ist, mit Gewalt Fett zu verbrennen, um Gewicht zu verlieren, durch eine lange Work-outs Sitzung. Sie müssen sich Ihren Trainingsplan so einteilen, dass Sie evtl. den ganzen Tag ein bisschen Trainieren. Z.B.: machen Sie morgens einen kleinen Spaziergang, trainieren Sie mittags und am Abend sollten Sie etwas mehr. Sie sollten den ganzen Tag aktiv bleiben, um Ihren Stoffwechseln anzukurbeln,

8. Mischen Sie Ihren Trainingsarten

Sie sollten sich Ihr Training so einteilen, das viele verschiedene Arten genutzt werden, um die Eintönigkeit des Trainierens aufzulockern. Dadurch können Sie die Fettverbrennung bestens aufrechterhalten. Trainieren Sie vielfältig, z.B. Sie können an einem Tag Ihre Runden schwimmen, einen anderen Tag fahren Sie Rad, dann joggen usw. Durch diese Rotation können Sie Ihren Körper besser trainieren und auch eine Vielfalt von Sportarten kennenlernen.

9. Überspringen Sie die Happy Hour

Wichtig! Vermeiden Sie jeglichen Alkohol wenn Sie Fett verbrennen möchten. Alkohol ist reich an Zucker und Kohlenhydraten und enthält sehr viele Kalorien. Diese leeren Kalorien sammeln sich schnell an und entziehen dem Körper die notwendigen Nährstoffe, die für seine Ernährung benötigt. Zum anderen wirkt Alkohol als Hemmstoff für die Fettverbrennung, sodass sich ganz schnell Fettpölsterchen ansammeln

10. Versuchen Sie eine Diät mit niedrigen GI

Für mich ist eine Diät mit niedrigem GI eine ausgezeichnete Methode schnell Fett zu verlieren. Diese Diät regt Einzelpersonen an, hohe Mengen an Nahrungsmitteln mit niedrigem Klassifizierungen auf dem glykämischen Index zu verbrauchen und die Lebensmittel sind nahrhaft, helfen Ihren Körper, Kalorien und Fette schnell zu verbrennen. Diese Diät enthält viele Fleisch-, Obst-, Gemüse-, Milch und Getreideprodukte.

8. 20 ERFOLGSTIPPS FÜR DIE RICHTIGE ERNÄHRUNG (1-10

1. ERFOLGSTIPP NR. 1 Trinken Sie viel Wasser

Diät ist nicht einfach, denn wenn es so wäre, wären wir alle sehr wahrscheinlich dünn und schlank. Da dieses aber nicht der Fall ist, finden Sie hier einige Tipps mit denen erfolgreiche Menschen abnehmen, und davon sollen Sie jetzt auch profitieren. Es ist nicht einfach, so einfach abzunehmen, und da gibt es jetzt ein großes Problem, Wasser, es schmeckt nicht so gut (es gibt heute auch gute Wasser im Supermarkt, oder Sie besorgen sich eine Chipkarte zur Wasserverbesserung). Wasser schmeckt halt nach nichts! Aber da ist eben die Gewohnheit dann Meister, denn Wasser schmeckt eigentlich von Mal zu Mal besser, je öfter man trinkt, desto besser schmeckt es. Ja, 8 bis 10 mal täglich ein Glas Wasser, oder auch mehr, am Anfang muss man sich daran gewöhnen, aber von Mal zu Mal wird das leichter und später werden Sie sich nach Wasser sehnen.

Zunächst sollten Sie morgens als Erstes ein Glas Wasser trinken, bevor Sie essen. Dies ist wahrscheinlich das einfachste Glas, das

Sie den ganzen Tag trinken werden, und es wird Ihnen helfen, daran zu denken, den ganzen Tag Wasser zu trinken. Besser noch, warum nicht zwei Gläser trinken?

Klar, Coca-Cola oder Limonade schmecken besser, aber hier eine Hilfestellung, wenn Sie den Geschmack von Wasser nicht ertragen können. Sie können einen Filter Krug verwenden, um das Wasser der Wasserleitung zu filtern. Aber es gibt auch eine bessere Möglichkeit für Sie, geben Sie dem Trinkwasser einige Spritzer Zitronensaft hinzu, aber keinen Zucker oder Süßstoff. Es kann aber Eis sein, das Wasser wird dadurch frischer.

ERFOLGSTIPP NR. 2: Frühstück

Es ist sehr wichtig, das Frühstück nicht wie es so viele machen, auszulassen.

Wenn Sie bis jetzt nicht gefrühstückt haben, weil Ihnen die Zeit morgens dazu fehlte, dann gehen Sie doch einfach 20 Minuten eher ins Bett und stehen morgens auf um zu frühstücken, es ist für Ihre Gesundheit so wichtig und auch zur Gewichtskontrolle. Laut der Professorin Dr. Barbara Rolls, Professorin an der Penn State University," verlangsamt sich der Stoffwechsel während Sie schlafen und kehrt nicht zurück, bevor Sie wieder essen.

Frühstücken ist nicht nur gut zum Abnehmen, nein auch den ganzen Tag hilft es Ihnen, auf den richtigen Weg zu bleiben. Lassen Sie das Frühstück aus, werden Sie sich an etwas Süßem erfreuen und das wollen wir doch nicht.

Um es für Sie einfacher zu machen, legen Sie sich ein paar hart gekochte Eier in den Kühlschrank oder einige ballaststoffreiche Früchte mit niedrigem Stärkegehalt, dann ist das Frühstück der perfekte Zeitpunkt für Sie.

ERFOLGSTIPP NR. 3

Essen Sie mindestens 3 Mahlzeiten und 2 Snacks am Tag

Diese Essensweise kann für Sie etwas schwierig werden, alles unter einen Hut zu bringen, Beschäftigung, Arbeit und Essensweise. Ihre Gewohnheiten, vor einem vollen Teller zu sitzen, müssen Sie umstellen, machen Sie sich Gedanken darüber, wie Sie es meistern können, Ihren Teller mit weniger und öfters am Tag zu füllen.

Wir wissen jetzt, frühstücken kurbelt den Stoffwechsel an, und der steigt mit der Häufigkeit des Essens. Denken Sie daran, dies ist eine Hilfe, Ihre schlechte Kohlenhydrat Aufnahme einzudämmen. Ihre Snacks so zu planen damit Sie den ganzen Tag nicht hungern müssen.

Am Anfang werden Sie ein bisschen Zeit aufwenden müssen, um den Einkauf für Ihr Essen zu planen. Sie sollten jeden Morgen, bevor Sie sich auf den Weg zur Arbeit machen die gesunde Auswahl Ihrer Lebensmittel vornehmen und sich ein paar gute Snacks und Ihre Mahlzeiten zubereiten. Vorschläge finden Sie in der Liste der Snacks und Speisen, die später in einem anderen Artikel aufgeführt werden.

ERFOLGSTIPP NR. 4: Verwenden Sie keine weißen Lebensmittel

Um sich leichter zu merken, was Sie essen sollten oder nicht, ein paar einfache Regeln. Was sollten Sie nicht essen: Wenn die Nahrungsmittel aus Zucker, Mehl, Kartoffeln, Reis oder Mais bestehen - SAG EINFACH NEIN. Wenn Sie sich an diese Faustregel halten, können Speisen mit diesen Zutaten leicht als High-Carb-Snack erkennen.

Achten Sie immer auf bunte Früchte und Gemüse als Ersatz für die weißen. Kaufen Sie Brokkoli, Salat, Paprika, grüne Bohnen und Erbsen, braunen Reis in Maßen, Blattgemüse wie Grünkohl und Spinat, Äpfel, Melonen, Orangen und Trauben.

Diese Lebensmittel sind nicht nur farbenfroh, sondern auch reich an Ballaststoffen, Nährstoffen und wichtigen Antioxidantien. Der Verzehr von buntem Obst und Gemüse bietet Ihnen eine abwechslungsreiche Ernährung und zusätzliche gesundheitliche Vorteile.

ERFOLGSTIPP NR. 5: Iss Dein Gemüse

Es ist so einfach, eine Low-Carb-Diät als Entschuldigung für schlechte Ernährung zu verwenden. Widerstehen Sie dieser Versuchung. Wenn das einzige Gemüse, dass Sie in den letzten 5 Jahren gegessen haben, die Kartoffel war, ist jetzt ein guter Zeitpunkt, um mit anderen Gemüsen zu experimentieren. Dies ist wichtig für Ihre allgemeine Gesundheit und um einige unangenehme Nebenwirkungen zu vermeiden, wenn Sie nicht genug Ballaststoffe in Ihre Ernährung aufnehmen.

Wenn Sie sich genug anstrengen, finden Sie Gemüse, das Sie gerne essen. Experimentieren Sie mit dem Grillen von Gemüse und kochen Sie mit echter Butter, um den Geschmack zu verstärken. Sie können auch im Internet oder in Kochbüchern nach neuen Rezepten suchen.

Denken Sie daran, wenn Sie nur 40 Gramm Kohlenhydrate pro Tag oder weniger essen, z.B. 2 Tassen normaler Blattsalat enthält nur 5 Gramm Kohlenhydrate. Sie haben keine Entschuldigung, Ihr Gemüse nicht zu essen.

ERFOLGSTIPP NR. 6. Bereiten Sie sich Ihr Essen selbst

Immer mehr Restaurants bieten kohlenhydratarme Menüs an, aber die meisten Menüs sind nicht kohlenhydratarm im Sinne Ihres Programms zur Gewichtsabnahme. Versuchen Sie, so oft wie möglich Ihre Speisen selbst zubereiten, es gibt viele Rezepte für schnelle und einfache Mahlzeiten, die Sie auch selbst kochen können.

Wenn Sie selbst kochen, können Sie besser der Inhalt ist. Sie können z.B. versteckten Zucker oder auch andere Inhaltsstoffe, die Sie nicht essen sollten, besser erkennen.

Und ein weiterer Vorteil, wenn Sie Ihre Speisen selbst zubereiten ist, Sie können eine Menge Geld sparen, statt im Restaurant zu essen, machen Sie es sich selbst.

Klar, Sie müssen öfters einkaufen gehen, aber der Preisunterschied zwischen Ihrer Kochkunst und dem Restaurant ist enorm.

Es wird auch immer einfacher, Ihre Ernährung mit der Auswahl an frischen Lebensmitteln wird Ihnen so gefallen, dass Sie die Ernährung beibehalten

ERFOLGSTIPP NR. 7: Kaufen Sie sich einen Satz Lebensmittel - Vorratsbehälter

Wenn Sie Vorratsbehälter für Lebensmittel in verschiedenen Größen zur Hand haben, können Sie Ihre Mahlzeiten und Snacks viel einfacher planen. Wenn Sie Nüsse, Obst und Gemüse in loser Schüttung kaufen, können Sie diese einfach zubereiten, trennen und für den späteren Gebrauch aufbewahren.

Sie können sich z.B. Apfel Snacks für mehrere Tage zubereiten, einfach in Scheiben schneiden, mit Zitronen- oder Ananassaft übergießen und in den Behältern aufbewahren. So können Sie bei der Zubereitung schneller sein und Zeit sparen.

Bereite Dein Mittagessen zu und nimm es mit zur Arbeit, noch besser ist es Sie nehmen Ihr Mittagessen und 2 Snacks mit zur Arbeit.

ERFOLGSTIPP NR. 8: Essen Sie bei jeder Mahlzeit einige Proteine

Zusätzlich zu allem, was wir vorher besprochen haben, können Sie durch den Verzehr von Eiweiß viele Kalorien verbrennen. Jeff Hample, Ph.D., RD, ein Sprecher der American Dietetic Association, sagt: "Protein besteht hauptsächlich aus Aminosäuren, deren Abbau für Ihren Körper schwieriger ist, sodass Sie mehr Kalorien verbrennen, wenn Sie es loswerden.

Sie sollten nicht denken, nur ein proteinreicher Snack kann Ihnen beim Abnehmen helfen. Wie wäre es mit ein paar Scheiben Pute oder Schinken oder etwas Streichkäse?

Das Essen von Protein hilft Ihnen auch dabei, sich satt zu fühlen, sodass Sie weniger nach ungesunden Snacks dürsten.

ERFOLGSTIPP NR.9: Trinken Sie nach jeder Mahlzeit ein Glas Wasser

Dies hilft Ihnen, jeden Tag 8 bis 10 Gläser Wasser zu sich zu nehmen, kann aber auch andere Vorteile haben. Haben Sie schon einmal Hunger bekommen, nachdem Sie eine Handvoll oder eine normale Portion Nüsse gegessen haben? Trinke danach Wasser. Das Wasser wird Ihnen helfen, sich satt zu fühlen.

ERFOLGSTIPP NR. 10: Essen Sie langsam und genießen Sie ihr Essen

Sie werden sich satt und zufriedener fühlen, wenn Sie sich die Zeit nehmen, Ihr Essen zu genießen und es langsamer zu kauen. Gewöhnen Sie sich nicht an, im Stehen oder schnell zu essen. Setz Dich hin und kaue.

Wenn Sie langsamer essen, können Sie Ihr Essen besser genießen, auf das achten, was Sie tatsächlich essen, und ein besseres Gefühl dafür bekommen, wann Sie tatsächlich satt sind.

9. 20 ERFOLGSTIPPS FÜR GESUNDE ERNÄHRUNG (11-20)

ERFOLGSTIPP NR. 11:Hauptgerichte sollten Sie früher essen.und die kleinen Snacks dann über dem Tage verteilen.

Sie werden sich besser fühlen und schneller abnehmen, wenn Sie ein großes Frühstück und ein kleineres Abendessen essen. Möglicherweise möchten Sie auch den Großteil Ihrer Kohlenhydrate früher am Tag zu sich nehmen und zum Abendessen einen Salat und mageres Fleisch-Protein nehmen.

Sie sollten tagsüber, wenn Sie am aktivsten sind, größere Mahlzeiten zu sich nehmen und Sie werden den ganzen Tag über zufrieden sein und so das Verlangen nach ungesunden Snacks eindämmen.

ERFOLGSTIPP NR. 12: Essen Sie Lachs oder Makrelen zum Fruehstueck

Ja, das klingt seltsam, aber es ist eine Möglichkeit, mit Omega-3-Fettsäuren zu arbeiten, die gut für Sie sind und Ihrer täglichen Ernährung Abwechslung verleihen. Nach ein paar Monaten werden Sie möglicherweise müde, Eier und Speck zum Frühstück zu essen. Durch das Ersetzen von Fisch erhalten Sie das Protein und die gesunden Fischöle, die Sie benötigen.

Sie können Dosenlachs oder Makrelen in Dosen als gesünderen Wurstersatz probieren. Oder Sie essen am nächsten Morgen einfach kalte Lachsreste mit Dillsauce.

ERFOLGSTIPP NR.13: Essen Sie Salatblätter statt Brot

Dies scheint ein komischer Tipp zu sein, es scheint auf den ersten Blick jedenfalls so, aber wenn sie diesen Tipp ausprobieren, werden Sie ihn einfach lieben. Anstatt Brot und Brötchen mit Ihren Sandwiches und Hamburgern zu essen, probieren Sie doch mal Salatblätter.

Sie können einen doppelten Cheeseburger mit Zwiebeln, Essiggurken und Tomaten in einem ganzen Salatblatt zubereiten. Oder Sie können leckere Wrap-Sandwiches mit Salat anstelle von Tortilla und Brot machen.

Dies trägt dazu bei, das Sie mehr Kohlenhydrate und Ballaststoffe zu sich nehmen und gleichzeitig mehr Abwechslung in Ihre Ernährung bringen

ERFOLGSTIPP NR. 14: Essen Sie ein Obstdessert

Jetzt kommt es, jeder will auch ein Dessert zu seinem Essen, aber er sagt" ich mache mein Diätprogramm, da kann ich keine süßen Nachspeisen essen". Nun, probieren Sie einmal Käse mit Obstscheiben oder Beeren. Besser noch, probieren Sie Beeren mit Sahne (ohne Zucker), Sie könnten sogar süße Ananas oder Erdbeeren mit Hüttenkäse probieren. . Na, ist das nicht ein gutes Angebot?

Beeren sind süß und reich an Ballaststoffen, Nährstoffen und Milchprodukte sind reich an Eiweiß. Wenn Ihr Low-Carb-Plan es zulässt, ist dies eine süße und schmackhafte Alternative zu zuckerhaltigen Desserts.

Ein zusätzlicher Vorteil ist, dass das Protein in den Milchprodukten und die Ballaststoffe in den frischen Früchten diese Desserts sättigender machen.

ERFOLGSTIPP NR. 15:Essen Sie die ganze Frucht, die enthielt alle Nährstoffe

Fruchtsaft kann als Ersatz für Soda sehr verlockend sein, aber wie gesund ist Fruchtsaft? Wenn Sie die Etiketten lesen, werden Sie schnell feststellen, dass in vielen im Handel erhältlichen Säften in Ihrem örtlichen Lebensmittelgeschäft nur sehr wenig tatsächlicher Fruchtsaft vorhanden ist.

Was drin ist, ist viel Zuckerwasser und andere Zutaten und wenig richtiger Obstsaft. Warum nicht den Saft weglassen und ein frisches Stück Obst essen? Nicht nur, dass frisches Obst weniger Zucker als Saft enthält, frisches Obst hat Ballaststoffe, die gut für Sie sind und Ihnen helfen, sich länger voll zu fühlen.

ERFOLGSTIPP NR. 16: Einfach Ihr Hauptgericht auszusetzen

Fast täglich gibt es neue Shakes und Riegel als Mahlzeiten Ersatz. Diese Shakes und Riegel mögen als gesund gelten, aber fast alle, auch die Perfekt-Riegel, enthalten gehärtetes Öl und Süßstoffe.

Also sei vorsichtig. Die Riegel sind möglicherweise nur geringfügig gesünder als ein Snickers-Schokoriegel. Gelegentlich sind sie vielleicht nicht so schlimm für Sie, aber in der Regel möchten Sie sich wahrscheinlich nicht jeden Tag einen Shake oder Riegel als Mahlzeitenersatz gönnen.

ERFOLGSTIPP NR. 17: Wenn es unwahrscheinlich klingt, dann muss es ja wahr sein

Sie werden es nicht glauben, es gibt Donuts und Muffins mit niedrigen Kohlenhydratgehalt. Sie müssen vielleicht ein bisschen suchen, aber es gibt sie zu kaufen vor allem in kohlenhydratarmen Live-Style-Fachgeschäften. Das bedeutet nicht, dass Sie sich das zur Gewohnheit machen sollen.

Kohlenhydratarmes Gebäck kann verlockend sein, aber denken

Sie immer daran, dass es noch immer alle Kohlenhydrate Verdächtigungen wie Mehl, Zucker oder Süßstoff gibt.

Als gelegentliche Leckerei soll es gelten, er kann gesünder sein, als Ihr täglicher Muffin aber denken Sie immer daran die Grundlagen für einen anhaltenden LOW CARB Erfolg beizubehalten.

ERFOLGSTIPP NR. 18 Wo finden Sie im Lebensmittelgeschäft die gesunden Lebensmittel?

Für den Einkauf in den Lebensmittelgeschäften, wollen wir Ihnen einen roten Faden geben, um sich gleich besser auszukennen. Die gesunden Lebensmittel befinden sich nicht in den Hauptgängen.

Wenn Sie in einen Lebensmittelladen gehen, denken Sie darüber nach, denn alle gesunden Lebensmittel, die Sie suchen, sind an den Wänden angeordnet wie Obst, Gemüse, Fleisch und Milchprodukte.

Sie sollten bei Ihrem Einkauf am Ausgang beginnen, um sich leichter zurechtzufinden. Es könnte sonst einen Heißhunger auf Kohlehydrate Produkte geben und das wollen Sie doch vermeiden.

Füllen Sie Ihren Einkaufskorb mit den gesunden Lebensmitteln.

ERFOLGSTIPP NR. 19: Kaufen Sie sich ein gutes Kochbuch

Wissen Sie nicht was Sie kochen können oder was Sie essen wollen, hier hilft ein gutes Kochbuch. Sie benötigen eine abwechslungsreiche Ernährung.

Nicht alle Rezepte, die Sie in Kochbüchern finden sind, kohlenhydratarm, aber Sie werden erstaunt sein, wie viele kohlenhydratarme Rezepte Sie in den guten Kochbüchern finden.

Kochbücher sind hervorragende Nachschlagewerke, hier können Sie Tipps finden, z.B. Wie kaufe ich ein gutes Stück Fleisch oder die Zubereitung von Obst, Fleisch und Gemüse auf neue aufregende Art?

Außerdem kommen immer wieder neue, moderne Kochbücher in den Handel, da können Sie sich doch leckere raffinierte Speisen herstellen.

ERFOLGSTIPP NR. 20: Nehmen Sie ein gutes Multi-Vitamin

Wir können es nicht immer richtig machen. Selbst die gewissenhafte Lebensmittelkombination kann einige gesunde Vitamine, Mineralien und Spurenelemente in seiner Ernährung vermissen. Erwägen Sie die Einnahme eines guten Multi-Vitamins, um sicherzustellen, dass Sie alles bekommen, was Sie brauchen.

Fragen Sie zuerst Ihren Arzt nach Empfehlungen, und Sie sollten auf Anämie untersucht werden, um festzustellen, ob Sie ein Vitamin mit Eisen benötigen. Je länger Sie jedoch kohlenhydratarm essen und je mehr rotes Fleisch Sie essen, desto weniger Anämie ist ein Problem, und Sie sollten in der Lage sein, Vitamine mit weniger Eisen einzunehmen.

Ihr Erfolg liegt ganz bei Ihnen. Unter der Annahme, dass Sie ein ansonsten gesunder Mensch ist, wird Ihr Körper seinen Beitrag leisten. Denken Sie daran, den für Sie richtigen Low-Carb-Diätplan einzuhalten und Ihre Mahlzeiten abwechslungsreicher zu gestalten, damit Sie Ihren Zielen in Bezug auf Gesundheit und Gewichtsverlust treu bleiben.

10. DER MYTHOS DES ABNEHMENS

Bodybuilding, Trainingsprogramm, Gewichtszunahme

Jedes Programm hat seinen Vorrat an nutzloser Volkskunde und Halbwahrheiten, die von Person zu Person auf der ganzen Linie weitergegeben werden. Es gibt heutzutage in den Medien eine Menge kostenloser Diät Ratschläge die, wenn sie ernst genommen werden und wenn man dann auf eigene Faust beginnt, diese Programme auszuprobieren, kann es zu einer Frustration beim Abnehmen führen.

Das lässt die Leute denken, dass Sie dazu bestimmt sind "ein Leben lang dick zu bleiben".

Aber das ist nicht wahr, lesen Sie die Gewichtsverlust-Mythen und ziehen Sie Ihre eigenen Schlussfolgerungen.

1. Trainieren Sie mit nüchternem Magen, so verbrennen Sie mehr Fett.

2. Effektiver Gewichtsverlust ist die Gesamtmenge an Kalorien

die tagsüber verbrannt worden, es ist nicht wichtig, wie oder warum diese verbrannt wurden.

3. Es spielt keine Rolle, ob Ihre sportlichen Betätigungen in der Nacht, am frühen Morgen oder später am Tage, trainieren Sie täglich und Ihr Körper wird es Ihnen danken.

4. Studien zeigen, dass sich der allgemeine Stoffwechsel erhöht, deshalb machen Sie keine oder nur leichte Übungen nach einer großen Mahlzeit. Durch die Verdauung der Speisen wird mehr Energie verbraucht als die Energie, die wir zu unserem Muskelaufbau brauchen.

Je mehr Bewegung, umso besser. Jede Trainingseinheit ist für den einzelnen wichtig, aber man sollte nicht übertreiben.

Es gibt eine Ebene und eine Frequenz um Ergebnisse zu erzielen, aber nach diesen Übungen sollten Sie abschalten und Ihren Körper nicht dem Stress aussetzen höhere Leistungen zu erbringen, er soll sich erholen.

Nach Beenden des Trainings, so ist die allgemeine Meinung, wird Fett in die Muskeln deponiert. Aber das ist nicht möglich, Fett und Muskeln sind zwei verschiedene Arten von Geweben, die nicht konvertieren. Dies ist wie der Versuch, Wasser in Milch umzuwandeln.

Wenn Sie mit dem Training aufhören, schrumpfen die Muskeln in der Größe, aber sie verschwinden nicht. Je mehr Kalorien, die eingenommen haben und nicht verbrannt werden, lagern sich als Fett ab.

a. Wenn Sie nicht schwitzen bei Ihren Übungen trainieren Sie nicht hart genug.

b. Schwitzen ist die Art des Körpers, sich abzukühlen

Viele Faktoren tragen dazu bei zu Schwitzen, wie z.B. Raumtemperatur, Art der Übung, Körperfettwerte, Kleidung und Intensität des Trainings.

c. Man kann die Intensität des Trainings nicht nach der Menge des Schwitzens beurteilen.

Eine gut ausgebildete Person schwitzt oft viel mehr, denn der Körper die Wärme besser regulieren.

d. Einnahme von Zucker vor dem Training um das Energieniveau zu erhöhen. Die Einnahme von Zucker führt zu einem raschen Blutanstieg durch den Zuckergehalt. Dieser rasche Anstieg stimuliert eine Freisetzung von Insulin was nach dem Abbau im Körper zu Erschöpfungszuständen führt.

e. Gewichtszunahme ist nicht nur ein Teil des Älterwerdens. Älterwerden werden ist keine Entschuldigung für Gewichtszunahme.

Wenn wir älter werden, beginnen wir meistens, einen ruhigen Tagesablauf, einen sitzenden Lebensstil zu führen, das führt dazu, dass die Muskeln an Masse verlieren.

f. Die Effizienz Ihres Stoffwechsels steht im direkten Zusammenhang, wie viel Muskelmasse Sie auf Ihrem Körper haben.

g. Mache einmal pro Woche ein Krafttraining mit hoher Intensität um die Muskelmasse Ihres Körpers zu erhalten und um zu verhindern dass der Stoffwechsel sinkt.

X ist die beste Form der Übung

Diese Behauptungen basieren meistens auf Marketingstrategien und persönlicher Voreingenommenheit. Auch wenn diese Informationen sachlich begründet sind, so haben sie wenig praktischen Wert für die eigenen praktischen Übungen. Das Wichtigste für Sie ist, wählen Sie eine Übung aus und führen diese konsequent durch.

1. Die meisten Menschen denken, wenn die Nahrungsmittel fettfrei sind, dann, kann ich so viel essen wie ich will, aber der Schein trügt: Leider bedeutet Fettbrei nicht Kalorienfrei, leider ist diese Bezeichnung total irreführend denn die gegessenen Kalorien auch bei fettfreien Lebensmitteln verbrennt Ihr Körper nicht ganz, den Rest speichert Ihr Körper als Körperfett.

2. Wenn Sie Sport treiben, bitte trinken Sie kein kaltes Wasser, sondern Wasser allgemein. Die meisten trinken während des Sports literweise kaltes Wasser, das bezweckt, Sie bekommen Krämpfe und die sind unangenehm. Es ist wichtig, vor dem Training, während und nach diesem Wasser zu trinken, allerdings natural und in kleinen Mengen. So gleichen Sie den Wasserverlust durch Schwitzen aus.

3. Die Meinung ist, wenn ich keinen persönlichen Personaltrainer habe gewinne ich nicht. Ein persönlicher Personaltrainer wird Ihnen helfen, Ihr Ziel zu erreichen, aber Sie als Erwachsener sind auf jeden Fall selbst in der Lage, sich eigene Ziele zu setzen und diese auch zu erreichen. Sie wissen wie es geht, nach einem guten Trainingsprogramm und einem guten Essen ist kein Personaltrainer erforderlich, Ihnen zu sagen, wie es weiter geht.

4. Wenn ich meine Bauchmuskeln trainiere, bekomme ich einen flachen Bauch. Das Training Ihrer Bauchmuskeln hilft Ihnen dabei die Bauchregion zu straffen, aber das Bauchfett wird nicht reduziert, es bleiben die Fettablagerungen, die für einen Hängebauch verantwortlich sind. Die Fettpölsterchen entstehen durch mehr Kalorien, die Du zu Dir nimmst. Deine Pölsterchen werden durchgehend gleichmäßig abgebaut, es ist nicht möglich, in einzelnen Zonen extra Fett abzubauen.

11. MUSS SCHNELL ABNEHMEN, BIN EINGELADEN

Wir haben alle schon einmal diese Situation durchgemacht, eine Hochzeit in der Familie oder eine andere Festlichkeit ansteht nächsten Monat an und ich passe nicht mehr in meinen Anzug oder in mein Kleid, wir haben alle Pfunde zugelegt also müssen mindestens 5 Kilo abgenommen werden. Wie werde ich diese Pfunde schnell wieder los?

Es ist nicht ratsam, schnell abzunehmen, da der größte Teil des schnellen Gewichtsverlustes zu lasten, des Muskelgewebes und des Körperwassers geht. Bedenken Sie, Sie nehmen normalerweise langsam(teilweise über Jahre hinweg) zu, deshalb sollten Sie auch langsam wieder abnehmen, denn dann ist es sicher, dass der größte Teil des Gewichtsverlustes auf den Verlust von Körperfett geht.

Aber hier haben wir halt ein Problem, die Uhr tickt, die Festlichkeit rückt schnell näher, was soll ich tun? Sie müssen eine harte Diät halten, damit der Gewichtsverlust erreicht wird. Schauen wir uns zuerst einmal an, wie Diäten funktionieren. Sie versetzen

Ihren Körper in den Hungermodus (ein Überlebensmechanismus aus dem Mittelalter) als die Menschen mit Hunger Epidemien konfrontiert waren

Wenn der Körper zu wenig Kalorien zu sich nimmt, senkt er seinen Stoffwechsel, wodurch seine Fähigkeit, Fett zu verbrennen verringert wird. Dadurch nehmen die Hungersignale zu und Sie sehnen sich ganz schnell nach energiereichen Lebensmitteln, die mit Fetten und Zucker beladen sind. Und genau das sind die Lebensmittel, auf die Sie verzichten möchten und auch müssen.

Untersuchungen haben ergeben, dass wiederholte Diäten das Abnehmen tatsächlich erschweren und Ihr Körper legt zu, da der durch die Diät verursachte Rückgang der Stoffwechselrate bedeutet, dass Ihre alten Gewohnheiten tatsächlich einen Kalorienüberschuss darstellen, und wenn Sie die Diät beenden und zu normalen Essgewohnheiten zurückkehren bekommen Sie nicht nur Ihre alten Fettreserven zurück, sondern Sie können auch noch einige Pfunde mehr bekommen.

Wenn Sie das wissen, möchten Sie sich jetzt wirklich diesen strengen Prozess unterziehen? Aber für diesen besonderen Anlass werden Sie es tun. Zunächst müssen Sie jedoch Ihren Stoffwechsel ankurbeln, der durch die Diät gesenkt wird. Um dieses zu tun, müssen Sie ein Krafttraining durchführen, um mehr Muskelmasse zu erzeugen. Durch die Steigerung der Muskelmasse Ihres Körpers durch das Krafttraining steigt Ihr Stoffwechsel und verbrennt dabei Fett.

Diese Technik des Krafttrainings, das ich verwende, erfordert nur zwanzig bis dreißig Minuten pro Woche.

Vorbei sind die Zeiten des fünftägigen Wochenprogramms mit 6 bis 12 Sätzen pro Körperteil, an denen diese Methode nie funktioniert hat. Ein kurzes intensives Krafttraining pro Woche erhöht Ihren Stoffwechsel mehr als Sie jemals für möglich gehalten haben.

Während die beim Training verbrauchten Kalorien wichtig sind, setzt sich der Anstieg des Stoffwechsels, insbesondere nach dem Krafttraining, lange nach der Beendigung des Trainings fort und verbrennt gleichzeitig Kalorien.

Diese beiden Hauptkomponenten dieser Trainingstechnik sind die Intensität der Übungen und die Erholung nach der Übung. Seltene kurze, hochintensive Krafttrainings, gefolgt von der erforderlichen Zeit, sich zu erholen und stärker zu werden sind erforderlich, um die funktionelle Muskelmasse zu steigern und Körperfett zu verlieren.

Dieser Weg, Körperfett zu verlieren und die Muskeln zu erhalten, ist ein lebenslanges Ernährungsprogramm. Qualitativ hochwertige Lebensmittel und mehr Energie sind die Grundlagen die Sie benötigen. Lebensmittel, die Sie füllen und nicht ausfüllen, Lebensmittel die wenig Fett und Zucker enthalten und nicht raffiniert worden sind, sollten ideal für Ihre Ernährung sein.

Tagsüber sollten kleine, häufige Mahlzeiten zu sich genommen werden, die jeweils ein wenig Protein enthalten um die Muskelmasse und das Energieniveau aufrechtzuerhalten. Sie sollten auch täglich ein hochwertiges Breitband-Vitamin und ein Mineralstoffpräparat einnehmen.

Sie erhalten die Kalorien aus hochwertigen Lebensmitteln, aber wenn Sie das nicht können, verwenden Sie einen Mixer um aus Magermilch und den gewünschten Zusatzstoffen Ihre Tragflächen Kalorien zuzubereiten so lange Sie die Kalorien zählen.

Verwenden Sie nun diese Mixer Mischungen und die festen Lebensmittel für Ihre tägliche Fütterung. Verteilen Sie es auf viele kleine Mahlzeiten pro Tag anstatt der traditionellen 3 Mahlzeiten pro Tag. Der Weg, um den Gewichtsverlust im Auge zu behalten, besteht darin, einen Kalorienzähler zu kaufen und Ihre tägliche Kalorienaufnahme für eine Woche aufzuzeichnen.

Berechnen Sie nun anhand eines siebentägigen Ernährungsplans und eines Kalorienzählers, wie viele Kalorien Sie pro Tag verbrauchen. Wenn Sie diese Zahl erreicht haben, ziehen Sie 1000 Kalorien ab und dies ist die Anzahl an Kalorien, die Sie anstreben.

Wenn Sie sich daran erinnern, dass 500 Gramm Fett 3500 Kalorien enthält, bedeutet der Verlust von 1000 Kalorien pro Tag insgesamt 7000 Kalorien pro Woche, was einem Kilo Fett entspricht, welches allein durch diätetische Mittel verloren geht. Eine andere Technik für kalorienarmes Essen besteht darin, auf Ihre Fettaufnahme zu achten, da diese die meisten Kalorien enthält.

Nebenaktivität ist auch sehr wichtig, wenn Sie diese Menge an Gewicht in dieser kurzen Zeit verlieren möchten. Durch Erhöhen der Nebenaktivität können Sie mindestens weitere 500 Gramm pro Woche verbrennen. Die beste Übung zum Zweck des Fettabbaus ist das schnelle Gehen in Innenräumen auf dem Laufband oder im Freien.

Gehen Sie so schnell, bis Sie leicht schwitzen, und halten Sie Dieses bis zum Schluss der Übung durch. Wenn Ihre Aktivitäten sie ins Keuchen und volles Schwitzen bringen, sollten Sie einen Gang runterschalten. Durch diese Anstrengung kommt Ihre Energie aus den Kohlenhydrat Reserven und nicht aus den Fettreserven. Versuchen Sie jeden Tag der Woche eine Stunde lang schnell zu gehen.

Nun, da haben Sie es, als erfahrener Trainer würde ich diese Art von Programm meinen Kunden nicht empfehlen. Der Gewichtsverlust ist einfach zu schnell und das Programm wäre aufgrund der sehr geringen Kalorienaufnahme sehr schwer aufrechtzuerhalten.

Ich rate meinen Kunden, ihre Kalorien um nur 500 pro Tag (und nicht mehr) unter ihr Erhaltungsniveau zu senken, und sie verlieren jede Woche 500 Gramm oder 1 Kilo Körperfett, sicher, ohne Verlangen und ohne zu viele Störungen ihres Lebensstils.

Denken Sie daran, denken Sie hier langfristig und das sind zwischen 15 und 25 kg Fett, die in sechs Monaten verloren gehen. Wenn Sie schneller abnehmen, verlieren Sie Wasser und wertvolles Muskelgewebe.

12. NATÜRLICHER GEWICHTSVERLUST DURCH ZAPPELN

Es ist jetzt offiziell. Das einfache Zappeln kann den Unterschied zwischen schlank und fettleibig bedeuten. Es ist die natürlichste Diät zur Gewichtsreduktion.

Mein Freund erzählt von Zeit zu Zeit gerne eine Geschichte darüber, als er noch ein Junge war. Sein Großvater nannte ihn "Wurm", weil er so viel zappelte, und zwischen dir und mir kann es ziemlich nervig werdest du Zappelphilipp.

Aber er hatte die richtige Idee, auch wenn es nicht beabsichtigt war. Er ist 1,75 m groß und wiegt ungefähr 75 kg. Er trainiert meines Wissens nicht, joggt nicht und geht nicht ins Fitnessstudio, sondern zappelt einfach. Wenn wir ihn besuchen, beobachte ich, wie er sich dreht und dreht und mit den Füßen auf den Boden klopft, steht vom Stuhl auf und geht auf und ab, läuft herum. Es ist genug, um dich verrückt zu machen, aber sein schlanker Körper spricht Bände.

Ich habe immer geglaubt, dass Zappeln das Ergebnis eines schnellen Stoffwechsels ist, also verbrennt er natürlich mehr Kalorien und produziert natürlicher Gewichtsverlust. Aber ich glaube auch, dass Zappeln gelernt werden kann. Natürlich ist das alles, was wir brauchen, mehr Menschen, um uns verrückt zu machen!

Jetzt gibt es eine Studie, die bestätigt, was ich immer geglaubt habe. Eine detaillierte Studie über weltliche Körperbewegungen sagt uns, dass übergewichtige Menschen in der Regel viel weniger zappelig sind als schlanke Menschen, sie verbringen jeden Tag mindestens zwei Stunden damit, stillzusitzen. Die zusätzliche Bewegung schlanker Menschen reicht aus, um etwa 350 zusätzliche Kalorien pro Tag zu verbrennen, was zu 1 bis 2 kg führen kann pro Jahr.

"Es gibt diese absolut erstaunlichen Unterschiede zwischen Menschen, die schlank sind und Menschen, die übergewichtig sind", sagte James Levine von der Mayo-Klinik, der die Forschung leitete. "Das Verhalten der Übergewichtigen ist so beträchtlich, dass diese Menschen für ihre Fettleibigkeit selbst verantwortlich sind.

13. EINIGE DINGE, DIE FÜR SIE VON NUTZEN SIND

* Wenn ein Werbespot im Fernsehen erscheint, stehen Sie auf und strecken sich oder noch besser, bewegen Sie sich und vermeiden Sie einfach den Gang in die Küche.

* Bewegen Sie Ihre Zehen und Finger, wann immer Sie können. Dies sagt Ihnen, wie steif sie sind und wenn Ihr Zustand so schlecht ist, denken Sie einfach an den Rest Ihres Körpers.

* Tippe Deine Füße in die Luft. Denken Sie an ein fröhliches Lied und tippen Sie mit. Dies hilft, Ihr Blut zum Fließen zu bringen.

* Machen Sie Dinge die für Sie selbst sind selbst und lassen diese nicht von anderen machen. Wenn wir müde von der Arbeit zurückkommen, neigen wir oft dazu, andere dazu zu bringen, einfache Aufgaben für uns zu erledigen. Diese Dinge sind keine große Sache. Das sind Dinge, die wir sehr gut für uns selbst tun können, aber wir tun es nicht.

* Wenn Sie telefonieren, stehen Sie auf und gehen Sie auf und ab. Variieren Sie einfach Ihre geh Fläche. Sie möchten keinen Pfad in Ihrem Teppich treten.

* Versuchen Sie Atemübungen. Sie werden überrascht sein zu wissen, dass auch Atemübungen zu Gewichtsverlust führen können. Wenn Sie die Atemübungen richtig machen, werden Sie feststellen, dass Sie im mittleren Bereich viel Druck auf die Muskeln ausüben können.

Sie können eine Straffung dieser Muskeln jedes Mal spüren, wenn Sie ein- oder ausatmen. Also mache weiter und atme richtig, es ist gut für Dich.

* Lümmeln Sie sich nicht in Ihrem Stuhl, sondern versuchen Sie, eine aufrechte Haltung mit eingeklemmtem Bauch beizubehalten. Lümmeln ist eine sehr schlechte Angewohnheit. Es ist nicht nur schlecht für Ihren Rücken, sondern gibt Ihnen auch eine sehr schlaffe Figur. Es ist Ihre Art, zu einer bequemen, Gewichtsreduzierung Ja zu sagen.

Machen Sie es sich zum Ziel, immer so aufrecht wie möglich zu sitzen. Es ist auch eine großartige Möglichkeit, Rückenprobleme abzuwehren.

Zappeln ist kein Allheilmittel gegen Fettleibigkeit, aber wenn Sie körperlich nicht in der Lage oder einfach zu faul sind, um richtig zu essen und zu trainieren, ist dies ein guter Anfang

14. DIE 5 GEWOHNHEITEN DIE DICK MACHEN

Hallo, trägt Ihr Lebensstil zu Ihrer Gewichtszunahme bei? Gewichtszunahme wird dadurch verursacht, dass einfach mehr Kalorien gegessen werden, als Sie verbrennen. Unglücklicherweise für die meisten von uns kommt unsere Ausbildung in Bezug auf einen gesunden Lebensstil in Form eines Werbespots, der uns davon zu überzeugen versucht, dass das Essen dieses "leichten" Lebensmittels oder die Verwendung dieses "Wundertrainingsgeräts" zu einem gesunden, lustigen und schlanken Lebensstil führen wird! Ein gesunder, schlanker Lebensstil erfordert Anstrengung und Bildung. Hoffentlich bringen Sie diese fünf Schritte auf einen Weg, um Ihre Gewichtsverlustziele zu erreichen.

• Wenn Sie Mahlzeiten überspringen, dann essen Sie bei den anderen Mahlzeiten zu viel. Dieses führt zu Blutzuckerschwankungen, Stimmungsschwankungen und kann sogar zu übermäßigem Essen führen. Essen Sie in regelmäßigen Abständen gesunde Mahlzeiten und Snacks.

• Sie bewegen sie Ihren Körper nicht? Der Körper ist darauf ausgelegt, sich zu bewegen. Bewegen Sie sich immer wenn Sie können denn diese Übung kann Ihre Stimmung aufhellen und Ihren Körper fit und gesund erhalten.

• Trinken Sie Cola oder andere zuckerhaltige Getränke wenn Sie durstig sind? Wenn Ihr Körper durstig ist, bittet er um Wasser und um nichts anderes.

• Naschen an leeren Kalorien, ohne Fett oder kohlenhydratarm, macht nicht gesund. Leere Kalorien (Kalorien ohne Nährwert) tun nichts für Ihren Körper.

• Viel fernsehen. In einem kürzlich erschienenen Artikel heißt es, dass Sie beim Fernsehen weniger Energie verbrauchen als im Stillstand!

Die meisten von uns machen diese Gewohnheiten und sind sich überhaupt nicht bewusst, wie ungesund und zerstörerisch sie sein können. Natürlich sagt Ihnen dieser Artikel nicht, dass Sie niemals fernsehen oder niemals einen Snack zu sich nehmen sollen er versucht lediglich, Ihr Bewusstsein für einige Dinge zu schärfen, die Sie möglicherweise tun und die damit Ihre Ernährung Bemühungen sabotieren könnten. Beobachten Sie Ihre Gewohnheiten und fragen Sie sich, ob sie zu einem gesunden Lebensstil und einem Idealgewicht beitragen oder ob sie zu einem ungesunden Lebensstil und Ihr Übergewicht behalten wollen. Rüste Dich mit Wissen aus und erreiche Dein Idealgewicht

15. WAS HAT GRÜNER TEE MIT GEWICHTSVERLUST ZU TUN?

In letzter Zeit bin ich auf eine Fülle von Informationen der Vorteile des Konsums von grünem Tee gestoßen. Hier möchte ich Ihnen einiger Informationen über die Vorteile des grünen Tees in Bezug auf Gewichtsverlust vorstellen und die auch noch sehr gesund sind.

Grüner Tee enthält eine Reihe von Inhaltsstoffen wie Tannine, Phenole, Polyphenole und Flavonoide Verbindungen, die Aminosäure Theanin und Catechine.

Bei der Erforschung von grünem Tee wurden folgende Vorteile für uns Menschen festgestellt:

• Schutz der Haut vor ultravioletter Strahlung

• Schützt vor einer Reihe verschiedener Krebsarten

• Erhöht die Lebensdauer

• Schutz das Gehirn

• Erhöhte Antioxidantien Werte

• Außerdem schützt das Theanin vor der nervösen Wirkung und macht einen entspannten, aber bewussten Zustand.

Zum Schluss regt grüner Tee den Fettstoffwechsel an.

Dieser erhöhte Fettstoffwechsel ist für Menschen, die abnehmen möchten, von größtem Interesse. Es bedeutet einfach die Geschwindigkeit, mit der Sie Kalorien verbrennen, und die Fähigkeit des Körpers, Fett zu verbrennen. Die Studien scheinen auf einen Zusammenhang zwischen dem Koffein in grünem Tee und dem Epigallocatechingallat (EGCG) hinzuweisen, das einen Anstieg des Noradrenalins bewirkt. Noradrenalin hilft Ihrem Körper, Ihren Stoffwechsel anzukurbeln und Ihren Appetit zu unterdrücken. Einige Experten empfehlen die Einnahme eines standardisierten Grüntee-Supplements, das 90 mg EGCG und 50 mg Koffein enthält. Natürlich sollten Sie immer Ihren Arzt konsultieren, bevor Sie eine Ergänzung einnehmen, insbesondere eine mit Koffein.

Das Trinken von grünem Tee kann eine angenehme Erfahrung sein. Ich habe einige sehr gute grüne Tees probiert und ich habe einige probiert, die so schmecken, wie ich mir vorstelle, so wurde gemischtes Gras schmecken. Meine Favoriten scheinen die Mischung aus grünem Tee und Zitronengras zu sein. Die leckersten, die ich gefunden habe, waren in Reformhäusern oder in Online Stores. Gib Deinen ersten Geschmack nicht auf. Probieren Sie es aus und probieren Sie verschiedene Geschmacksrichtungen von grünem Tee. Sie können eine oder mehrere finden, die

Sie einfach absolut lieben. Normalerweise Mikrowelle ich meinen grünen Tee und trinke ihn warm. Ich habe mehrere Beutel gleichzeitig mit kochendem Wasser gebraut und dann für ein schönes kühles Getränk in den Kühlschrank gestellt.

Das Trinken von grünem Tee kann auch zur Gewichtsreduktion beitragen, wenn eine andere Gewohnheit wie Kaffee mit Zucker oder Cola auftritt. Ich kenne viele Leute, die den Tag mit einer mit Zucker gefüllten Koffein-Cola oder gesüßtem Eistee beginnen. So bekommen Sie ihr morgens Koffein. Warum nicht grünen Tee ersetzen und das Gefühl und die gesundheitlichen Vorteile genießen? Ersetzen Sie diese Tasse Kaffee nach dem Mittagessen durch eine Tasse grünen Tee. Sie werden etwas Gesundes für Ihren Körper tun und Sie werden nicht den "Tropfen" erleben, den Kaffee Ihnen etwa eine Stunde später hinterlassen kann. Genießen Sie auch eine Tasse grünen Tee vor dem Training. Seien Sie vorsichtig und konsumieren Sie ihn nicht am späten Nachmittag.

Eine Tasse grüner Tee enthält etwa halb so viel Koffein wie eine Tasse Kaffee. Wenn Sie empfindlich auf Koffein reagieren, seien Sie vorsichtig oder vermeiden Sie alles zusammen.

Ich glaube an einen gesunden Lebensstil, um Ihr gewünschtes Gewicht zu erreichen. Wenn Sie mich kennen oder einen meiner Artikel lesen, wissen Sie auch, dass ich an Nahrungsergänzungsmittel glaube aber nur als Hilfe für einen gesunden Lebensstil. Keine magische Lösung. Ich sehe grünen Tee als ein wirksames Werkzeug in Ihrem Arsenal zur Gewichtsreduktion.

Grüner Tee scheint eine wunderbare Ergänzung Ihres täglichen Lebens zu sein, die Ihnen helfen kann, Ihren Stoffwechsel anzukurbeln, Krankheiten zu bekämpfen und Ihnen einen sanften Cofely Lift zu geben.

16. IHRE HOODIA FÜR APPETIT UNTERDRÜCKUNG UND GEWICHTSVERLUST

Gelegentlich hört man so viel über etwas, dass man mehr Informationen bekommen muss. Hoodia ist eine der Substanzen, von denen ich immer wieder höre, deshalb wollte ich etwas recherchieren und weitergeben.

Hoodia ist einen Kaktus ähnliche Pflanze, die in Teilen Afrikas vorkommt. Von all den verschiedenen verfügbaren Formen von Hoodia scheint Hoodia Gordonii die Vorteile der Appetit Unterdrückung anzukündigen. Einige Leute mögen vielleicht die Tatsache, dass Hoodia kein Stimulans ist, sondern es wird angenommen, dass Hoodia das Gehirn dazu veranlasst, sehr starke Signale zu senden, dass der Magen voll ist. Es wird berichtet, dass die gesendeten Signale viel stärker sind als von Zucker gesendeten Signale.

Hoodia ist relativ neu auf dem Markt, also für diejenigen unter

Ihnen, die nicht gerne mit sich selbst experimentieren. Vielleicht möchten Sie warten, bis weitere Studien zu Hoodia veröffentlicht werden. Ich konnte keine Studien zu Hoodia und Gewichtsverlust finden - aber ich habe Tonnen von anekdotischen Beweisen gefunden.

Anekdoten weisen manchmal gültige wissenschaftliche Erkenntnisse aus und stellen sich manchmal als Wirbel heraus

.

Wenn sich Hoodia als stimulierender Appetitzügler erweist, könnte ich annehmen, es kommt denjenigen zugute, die versuchen, das abendliche Essen einzuschränken, denen, die Probleme haben, mehrere kleinere Portionen im Laufe des Tages zu essen, und denen, die nur dazu neigen, von Heißhungerattacken überwältigt zu werden.

Denken Sie daran, Ergänzungen sind nur ein Werkzeug in Ihrem Arsenal für Gewichtsverlust und gesunde Lebensweise.

Wenn Sie sich für den Kauf von Hoodia entscheiden, stellen Sie sicher, dass Sie bei einem Unternehmen einkaufen, von dem bekannt ist, dass es vertrauenswürdig und seriös ist.

Die Jury ist immer noch nicht mit Hoodia, Gewichtsverlust und Appetit Unterdrückung befasst, aber es sieht so aus, als ob die anekdotischen Beweise auf vielversprechende Weise zunehmen.

Manchmal führen anekdotische Beweise zu wissenschaftlichen

Studien. (wie bei Kreatin und Gewichtheben) wenn Sie also experimentierfreudig sind und Ihr Arzt dies genehmigt hat, ist Hoodia möglicherweise einen Versuch wert.

17. IST GRILLEN WIRKLICH GESÜNDER?

Früher stellten die Menschen die ernährungsphysiologischen Auswirkungen des Grillens infrage, weil sie sich Sorgen über den Fettgehalt traditioneller Grillgerichte wie Hotdogs und Hamburger machten.

Diese Sorge ist berechtigt, aber sie kann leicht vermieden werden, indem alles mit einem Huhn ohne Haut und durch Fisch ersetzt wird.

Leider sagen Forscher, dass es noch weitere Bedenken hinsichtlich der gesundheitlichen Auswirkungen des Grillens von Tierfleisch gibt. Wenn sie in der intensiven Hitze des Grills gekocht werden, entstehen Substanzen, von denen eindeutig nachgewiesen wurde, dass sie krebserregend sind (Substanzen, die die Entstehung von Krebs auslösen können). Und diese Substanzen entwickeln sich unabhängig davon, ob fettarmes oder fettreiches, rotes oder weißes Fleisch auf dem Grill liegt.

In einem wegweisenden Bericht über Ernährung und Krebsrisiko stellt das American Institute of Cancer Research (AICR) fest, dass beim Kochen von Fleisch - rot oder weiß - natürliche Substanzen, die es enthält, unter starker Hitze zu Verbindungen führt, die als heterozyklische Amine (HCAs) bezeichnet werden. In einigen Tierstudien wird ein erhöhtes Krebsrisiko mit dem grillen in Verbindung gebracht. Je länger die Garzeit und je höher die Temperatur ist, desto mehr bilden sich diese krebserregenden Substanzen.

Studien im Journal des National Cancer Institute haben gezeigt, dass Menschen, die häufig stark gebräuntes oder sehr gut gebratenes Fleisch essen, drei- bis fünfmal häufiger an Brust-, Dickdarm- und Magenkrebs erkranken als Menschen, die es seltener oder nicht essen. Studien an Nagetieren zeigten, dass diese HCAs im Brustgewebe verteilt sind und Veränderungen im genetischen Material einer Zelle verursachen. Wir haben jedoch keinen Beweis dafür, dass dieser Prozess auch beim Menschen stattfindet.

Bedeutet dies, dass Sie den Grill verbannen müssen, wenn Sie sich um Ihre Gesundheit kümmern? Nicht unbedingt. Die Forscher stellten fest, dass die Art und Weise, wie Menschen grillen, die Risiken beeinflusst. Zum Beispiel reduziert das Marinieren von Fleisch oder Geflügel bereits kurz vor dem Kochen die Menge an gebildeten HCAs um etwa 96 Prozent. Durch teilweises Vorkochen von Fleisch für zwei Minuten in der Mikrowelle kurz vor dem Grillen werden 90 Prozent der normalerweise gebildeten HCAs verhindert.

Vermeiden Sie die schwarze Holzkohle, die beim Grillen häufig verwendet wird, da sie sich besonders auf krebserregende Substanzen konzentriert. Andere bedenkliche Karzinogene stammen aus dem Rauch. Sie können den Rauch im Kontakt mit Fleisch begrenzen und dieses Risiko verringern, wenn Sie den Grillrost etwas höher anheben damit die Hitze nicht direkt an das Fleisch kommt. Wählen Sie mageres Fleisch schneiden Sie alles sichtbare Fett ab damit es nicht tropft und zum Rauchen führt. Das Einlegen von Lebensmitteln in eine Folienverpackung verhindert auch das rauchen.

Der Rest Ihrer Mahlzeit kann auch das Risiko des Grillens verringern. Antioxidative Vitamine und sekundäre Pflanzenstoffe in Obst, Gemüse und Soja-Lebensmittel scheinen einen Teil der Schäden zu blockieren, die HCAs an Zellen verursachen. Studien der Oregon State University zeigen, dass Substanzen im Grillgut die Fähigkeit des Körpers erhöhen, HCA zu entgiften und auszuscheiden, bevor sie Schaden anrichten

.

Schauen Sie sich die Gesamtbilanz Ihrer Mahlzeit an. AICR empfiehlt, dass tierisches Eiweiß wie Fleisch, Geflügel und Meeresfrüchte zu jeder Mahlzeit nicht mehr als ein Drittel Ihres Tellers einnehmen sollte. Und das gilt besonders, wenn es gegrillt wird. Indem Sie Ihren Fleischanteil begrenzen, begrenzen Sie Ihre Exposition gegenüber HCAs und anderen Karzinogenen. Und wenn Sie eine gesunde Portion Obst, Gemüse und Vollkornprodukte genießen, erhalten Sie eine Menge Krebs-bekämpfender, gesundheitsfördernder Nährstoffe und sekundärer Pflanzenstoffe. Wenn Sie einige dieser Gemüse grillen möchten, ist dies kein Problem, da die HCA-Reaktion nur in Lebensmitteln mit tierischem Eiweiß auftritt.

18. DIE FORMEL IST BEWEGEN, BEWEGEN UND NOCHMALS BEWEGEN - SO ENTSTEHT GEWICHTSVERLUST

Zufällige Aktivitäten sind beim Abnehmen sehr wichtig, da Sie mehr Kalorien verbrennen können, als sich nur auf diätetische Mittel zu verlassen. Fett wird aus dem Körper verbrannt, wenn Zellen oxidieren, um Energie in Form von Bewegung oder Bewegung freizusetzen. Wenn die Übung langsam bis mäßig durchgeführt wird, wird der größte Teil der Energie aus den Fettreserven entnommen.

Der Fettverlust kommt von Fettzellen im ganzen Körper, nicht von einem oder mehreren spezifischen Bereichen, sodass eine Reduzierung der einzelnen Fettpölsterchen in einem bestimmten Bereich nicht möglich ist. Die Hauptpriorität dieses Artikels ist es, Ihnen den schnellsten und sichersten Weg zu zeigen, um Fett aus dem Körper zu verlieren.

Der Schlüssel zu einem effektiven Aerobic-Training, bei dem die maximale Fettmenge verbrannt wird, ist die langfristige Konsistenz und nicht die Intensität. Es spielt keine Rolle, ob Sie einen km laufen, einen km joggen oder einen km gehen, Sie werden genau die gleiche Menge an Kalorien verbrennen.

Die mit Abstand beste Übung zum Zweck des Fettabbaus ist das schnelle gehen entweder drinnen auf dem Laufband oder draußen in der Natur. Was viele nicht wissen, ist, dass das Gehen einen größeren Prozentsatz des Fettabbaus verursacht als das Joggen oder Laufen. Andere aerobe Aktivitäten sind das Laufband, das Fahrrad, der Kletterbaum oder andere Trainingsgeräte, die im oder außerhalb des Fitnessraums zu finden sind

.

Gehen oder trainieren Sie, bis Sie leicht schwitzen, und halten Sie diese Bewegung bis zur festgelegten Zeit. Wenn Ihre aeroben Aktivitäten Sie keuchend oder atemlos machen, waren Sie zu hart und es kommt Ihre Energie aus Ihren Kohlenhydrat Reserven und nicht aus Ihren Fettreserven. Versuchen Sie, jeden Tag der Woche eine Stunde am Tag schnell zu gehen, wenn Sie dazu in der Lage sind.

. Untersuchungen zeigen, dass regelmäßiges, flottes Gehen eine der besten Übungen ist, die wir für die allgemeine Fitness machen können. Es eignet sich für Menschen jeden Alters und jeder Fitnessstufe, es ist einfach zu beginnen und es gibt keine komplizierte Technik zu lernen oder Ausrüstung zu kaufen.

Gehen ist ein ausgezeichneter Weg, um fit zu werden, da es fast alle Muskeln beansprucht und Sie, da Sie Ihr Körpergewicht tragen müssen, ein gutes Training daraus machen können.

Es ist auch sicherer für die Gelenke und den Rücken als die meisten anderen Trainingsformen, da Sie nicht auf und ab springen, sodass die Auswirkungen gering sind.

Studien haben gezeigt, dass ein täglicher 20-minütiger Spaziergang das Risiko eines Herzinfarkts um bis zu 50 % senken kann, außerdem den Bluthochdruck senkt und hilft, Fett zu verbrennen, um das Gewicht unter Kontrolle zu halten.

Gehen und andere Belastungsübungen (Krafttraining) tragen zur Erhöhung der Knochenmasse bei, die vor Osteoporose und Knochenbrüchen schützt.

Machen Sie in den ersten zwei Wochen jeden zweiten Tag einen 20-minütigen Spaziergang und erhöhen Sie diesen Wert dann auf 40 Minuten. Versuchen Sie zunächst, fünf 20-minütige Spaziergänge pro Woche zu machen, insgesamt 100 Minuten pro Woche. Wenn Sie sich an die normale Übung gewöhnt haben, erhöhen Sie diese fünfmal pro Woche auf 40 Minuten.

Sie können dies dann schrittweise erhöhen, wenn Sie es für richtig halten, wenn Sie jeden Tag 40 Minuten oder sogar eine Stunde laufen möchten. Denken Sie daran, je mehr Sie gehen, desto mehr Fett wird verbrannt. Das beste Tempo für das Fitnesstraining macht Sie leicht atemlos, aber Sie sollten sich trotzdem wohlfühlen und in der Lage sein, ein Gespräch zu führen.

Wenn Sie fitter werden, sollten Sie sich etwas stärker dehnen, um Ihre Herzfrequenz hochzuhalten. Versuchen Sie, Ihre Schritte zu verlängern und Ihr Tempo zu erhöhen. Halten Sie Ihre Schultern zurück, Ihre Brust angehoben und Ihren Bauch beim Gehen eingezogen. Halten Sie Ihren Kopf hoch, um offen und leicht zu atmen.

Praktische Tipps...

.1. Wenn Sie sich gestresst fühlen, versuchen Sie, Ihre Schritte beim Gehen wiederholt von eins bis zehn zu zählen. Dies hilft einigen Menschen, einen meditativen Effekt zu erzielen, und kann ein großer Spannungsabbau sein, wenn sie über volle 40 Minuten geübt werden.

2. Nehmen Sie sich Zeit, messen Sie die Entfernung oder erhöhen Sie die Steigung, um das Training herausfordernder zu gestalten. Trinken Sie während und nach dem Spaziergang viel Flüssigkeit. (Wasser, nichts anders)

3. Machen Sie Sicherheit zu Ihrer ersten Überlegung. Gehen Sie nicht nach Einbruch der Dunkelheit, außer an gut beleuchteten, geschäftigen Orten. Beginnen Sie den Spaziergang langsam und erhöhen Sie dann schrittweise das Tempo.

Versuchen Sie bei allen anderen Aktivitäten, sich zu bewegen, bewegen, und sich zu bewegen. Versuchen Sie, das Auto weiter von Ihrem Ziel entfernt zu parken, damit Sie die zusätzliche Entfernung zurücklegen können. Verstecken Sie alle Fernbedienungen, damit Sie aufstehen und die Kanäle manuell wechseln müssen. All dies hilft dabei, die zusätzlichen Kalorien und das Körperfett aus Ihrem Körper zu verbrennen.

19. FETTLEIBIGKEIT UND DIABETES

Gesundheit ist Ihr größtes Kapital, welches von Ihnen bestens gepflegt werden sollte. Ein schlanker und fitter Körper gibt Ihnen inneres und äußeres Vertrauen, während ein fettleibiger Körper Sie langweilig und pessimistisch macht. Übergewicht führt zu vielen Krankheiten und macht unsere Existenz unangenehm und unerträglich und bringt Ihnen emotionalem Leiden, welches einer der schmerzhaftesten Teile von Fettleibigkeit ist. Fettleibigkeit ist nicht nur ein kosmetisches Problem.

Es ist ein Gesundheitsrisiko ersten Ranges. Jemand, der stark übergewichtig ist, stirbt doppelt so häufig vorzeitig wie jemand mit durchschnittlichem Gewicht. Dies liegt daran, dass Fettleibigkeit mit mehreren schwerwiegenden Erkrankungen wie Diabetes und Schlaganfällen in Verbindung gebracht wird.

Eine Gewichtszunahme von 6 bis 9 Kilo verdoppelt das Risiko, an Typ-2-Diabetes zu erkranken, im Vergleich zu Personen, die nicht zugenommen haben. Studien zufolge sind über 80 Prozent der Menschen mit Diabetes übergewichtig oder fettleibig. Dies könnte für das neu erfundene Wort Diabesity verantwortlich sein, das die enge Verbindung zwischen Adipositas und Diabetes anzeigt. Typ-2-Diabetes, eines der häufigsten Erkrankungen bei übergewichtigen Menschen, verringert die Fähigkeit des Körpers, den Blutzucker zu kontrollieren. Es ist eine Hauptursache für frühen Tod, Herzerkrankungen, Schlaganfall und Blindheit. Übergewichtige Menschen haben doppelt so häufig Typ-2-Diabetes wie normal gewichtige Menschen.

Typ-2-Diabetes ist die häufigste Form von Diabetes. Bei Typ-2-Diabetes produziert der Körper entweder nicht genug Insulin oder die Zellen ignorieren das Insulin. Insulin ist notwendig, damit der Körper Zucker verwenden kann. Zucker ist der Grund Brennstoff für die Körperzellen, und Insulin nimmt den Zucker aus dem Blut in die Zellen auf. Die Wahrscheinlichkeit des Auftretens von Diabetes Typ-2-kann durch Abnehmen und mehr Training verringert werden. Wenn Sie an Typ-2-Diabetes leiden, kann das Abnehmen und die körperliche Aktivität dazu beitragen, Ihren Blutzuckerspiegel zu kontrollieren. Wenn Sie Ihre körperliche Aktivität steigern, können Sie möglicherweise auch die Menge der Diabetes-Medikamente reduzieren. Das Abnehmen einer kleinen Menge Gewicht kann auch das Risiko einer Herzerkrankung oder eines Schlaganfalls verringern und Ihren Körper krankheitsfrei machen. Studien zeigen, dass Sie Ihre Gesundheit verbessern können, indem Sie nur 5 bis 10 Kilo verlieren. Eine Gewichtsreduktion kann die Wahrscheinlichkeit verringern, dass mehrere tödliche Krankheiten wie Herzkrankheiten, Blutdruck und Cholesterin und Triglycerid Spiegel im Blut auftreten. Machen Sie also Ihren ersten Schritt in Richtung Gewichtsverlust und machen Sie Ihr Leben gesund und voller Energie.

20. DIABETES UND GEWICHTSVERLUST

Wussten Sie, dass Sie "nur ein bisschen Diabetiker" sein können? Die Erkrankung wird technisch als "Prädiabetes" bezeichnet und ist durch einen anhaltend hohen Blutzuckerspiegel gekennzeichnet. Prädiabetes ist eine schwerwiegende Erkrankung, obwohl die Symptome so subtil sein können, dass Sie nicht bemerken, dass sie Ihr Leben beeinflussen.

Noch wichtiger ist, dass dies ein Indikator dafür ist, dass etwas ernsthaft mit Ihrem Körper nicht stimmt. Unbehandelt entwickeln über 50 % der mit Prädiabetes diagnostizierten Personen innerhalb von zehn Jahren Typ-2-Diabetes. Wenn Ihr Arzt Ihnen gesagt hat, dass Sie einer der mehr als 16 Millionen Amerikaner sind, die an Prä-Diabetes leiden, hat die American Diabetes Association einige sehr gute Nachrichten für Sie. Im März 2005 veröffentlichte die ADA die Ergebnisse des mehrjährigen Diabetes-Präventionsprojekts.

In einer Studie, an der Tausende von Patienten im ganzen Land teilnahmen, bei denen Prädiabetes diagnostiziert worden war, stellte das Diabetes-Präventionsprojekt fest, dass Patienten, die eine „moderate" Menge an Gewicht verloren hatten, ihr Risiko, an einem ausgewachsenen Diabetes zu erkranken, um über 58 %

verringerten. Noch ermutigender war, dass es vielen dieser Patienten gelungen war, ihren Zustand umzukehren, und dass ihr Blutzuckerspiegel gut im normalen Bereich lag. Dies war ein Ergebnis, das die Forscher nicht erwartet hatten. Diabetes (und Prädiabetes) ist das Ergebnis von Veränderungen an Zellen in der Bauchspeicheldrüse, die die Menge an Insulin reduzieren, die sie produzieren können. Ärzte haben immer geglaubt, dass diese Veränderungen reversibel sind. Jetzt scheint die Forschung jedoch darauf hinzudeuten, dass das Abnehmen mit einem gesunden Gleichgewicht aus Bewegung und Ernährung tatsächlich die durch Diabetes verursachten frühen Schäden heilen kann.

Hier sind die noch besseren Nachrichten. Diese Ergebnisse wurden von Menschen erzielt, die „mäßige" Mengen an Gewicht verloren haben - von 5 bis 7 % ihrer gesamten Körpermasse. Mit anderen Worten, wenn Sie 100 Kilogramm wiegen und als Prä-Diabetiker diagnostiziert wurden, kann das Abnehmen von nur 5 - 10 Kilogramm das Risiko für die Entwicklung eines ausgewachsenen Diabetes mehr als halbieren und Ihren Zustand vollständig umkehren.

Hier sind einige gesunde Tipps zur Gewichtsreduktion von der American Diabetes Association:

1. Halten Sie Ihre Ernährung ausgewogen. Essen Sie eine Vielzahl von Lebensmitteln in allen Lebensmittelgruppen, mit Schwerpunkt auf Getreide, Stärke sowie frischem Gemüse und Obst.

2. Lernen Sie, Teile zu mustern. Die Kontrolle Ihrer Portionen ist weitaus wichtiger als die Einschränkung, welche Lebensmittel Sie essen. Eine "Portion" von rohem Gemüse kann erheblich größer sein als eine Portion desselben gekochten Gemüses.

3. Fügen Sie Ihrem Tagesablauf an fünf Tagen in der Woche täglich eine halbe Stunde mäßiger Bewegung hinzu. Diese eine einzige Änderung des Lebensstils schien der Schlüssel sowohl zum Gewichtsverlust als auch zu den daraus resultierenden positiven Effekten zu sein. Es war der einzige signifikante Unterschied zwischen den beiden Gruppen in der Studie. Die Ergebnisse des Diabetes-Präventionsprojekts bestätigen nur, was in Diät Kreisen seit Jahren der beste Rat ist - Abnehmen mit einer ausgewogenen Ernährung und Bewegung ist der gesündeste Weg, den es gibt.

Weitere Informationen zur von der American Diabetes Association empfohlenen Ernährung finden Sie auf ihrer Website unter http://www.diabetes.orgit verringern, dass mehrere tödliche Krankheiten wie Herzkrankheiten, Blutdruck und Cholesterin und Triglycerid Spiegel im Blut auftreten. Machen Sie also Ihren ersten Schritt in Richtung Gewichtsverlust und machen Sie Ihr Leben gesund und voller Energie

.

21. POSITIVE WORTE ZUR GEWICHTSREDUKTION

Visualisierung ist eine wichtige Rolle beim Abnehmen und bei der Aufrechterhaltung eines gesunden Lebensstils, der sie davon abhält. Abnehmen kann für viele Menschen schwierig sein, die Diäten und Pillen verwenden, um Ihre Gewichtsverlustziele zu erreichen, ohne dass Ihr Verstand dabei hilft.

Visualisierung ist eine leistungsstarke Technik, mit der Sie Ihren Lebensstil nachhaltig ändern können. Nur durch "Tagträumen" können Sie Ihre Chancen, Ihre Ziele zu erreichen, oder erheblich verbessern.

Visualisierung ist ein großartiges Werkzeug zur Gewichtsreduktion und so einfach wie die Visualisierung Ihres Körpers, wie Sie möchten, dass Ihr Körper aussieht. Dieses mentale Bild von sich selbst wird dann auf Ihr Unterbewusstsein übertragen, das wiederum beginnt, an Ihrem Körper zu arbeiten und es entsprechend Ihrem mentalen Bild zu formen, wodurch Ihr Gewicht reduziert wird.

Dies bedeutet, dass wenn Sie Ihr Unterbewusstsein mit einem mentalen Bild von sich selbst als schlanke Person programmieren, Ihr Geist dieses durch Beharrlichkeit akzeptiert und Ihrem Körper hilft, sich diesem mentalen Bild anzupassen.

Sobald Ihr Geist mit den richtigen mentalen Bildern programmiert ist, hilft er Ihnen beim Abnehmen. Ich kann gar nicht genug betonen, wie wichtig es für Sie ist, an Ihre Visualisierung Ziele zu glauben. Sie müssen vergangene Diätfehler loslassen und sich weigern, negative Bilder zu unterhalten, die Ihnen in den Sinn kommen.

Wenn Sie Ihren Körper in seinem perfekten Gewicht und Proportionen visualisieren können, wird das Unterbewusstsein daran arbeiten, dass er Wirklichkeit wird. Es wird dann beginnen, Ihren Körper positiv zu stärken, um den Stoffwechsel und die Essgewohnheiten zu unterstützen. Es ist von größter Wichtigkeit, Ihren Geist darauf zu programmieren, zu glauben, dass Sie annehmen können, und sich bei Ihrem Idealgewicht vorzustellen.

Versuchen Sie, sich ein anderes ein positives Bild von sich selbst zu machen, und lassen Sie dann Ihr Unterbewusstsein die Arbeit für Sie erledigen. Wenn Sie an Ihr eigenes Körperfett denken und die ganze Zeit außer Form sind, wird das Unterbewusstsein Wege finden, dies zu erreichen.

Das Unterbewusstsein kümmert sich um alle Ihre lebenswichtigen Funktionen, es ist die Ursache all Ihrer guten und schlechten Gewohnheiten und reguliert auch die Muskeln (die Muskeln werden vom Unterbewusstsein gesteuert) und die Körperfettzusammensetzung des Körpers, und letztere ist die eine, die uns am meisten interessiert.

Versuchen Sie also bitte, sich Ihren Körper so schlank vorzustellen, wie Sie möchten, und Ihr Geist wird an diesem Bild arbeiten. Der Geist kann ein großartiger Partner beim Abnehmen sein.

Schlechte Ernährungsgewohnheiten loswerden

Eine schlechte Angewohnheit ist wie eine zweite Natur und wird über einen langen Zeitraum erworben. Schlechte Gewohnheiten sind im Unterbewusstsein programmiert und die „Willenskraft" allein wird sie nicht los. Viele versuchen, alle möglichen Arten zu verwenden, um es zu brechen, aber ohne Erfolg.

Fettleibigkeit ist das Ergebnis schlechter Ernährungsgewohnheiten und einige der Ursachen sind Langeweile, Stress, Anspannung und verschiedene Komplexe. Essen wird zum Ersatz für diese Ursachen und bald setzt Fettleibigkeit ein. Die meisten Menschen machen sich Sorgen, dass sie fettleibig sind, mehr essen und ein Teufelskreis entsteht.

Der einzige Weg für einen dauerhaften Gewichtsverlust besteht darin, diese schlechten Gewohnheiten zu brechen und durch positive neue zu ersetzen. Der einzige Weg, dies zu tun, ist die Visualisierung. Durch die Visualisierung sind Sie für Ihr Unterbewusstsein verantwortlich, in dem all diese schlechten Programme gespeichert sind.

Die ganze Willenskraft der Welt wird diese schlechten Gewohnheiten nicht brechen, wenn man nicht die Hilfe Ihres Unterbewusstseins hat.

Entspannung

Entspannung ist der beste Weg, um das Unterbewusstsein zu erreichen und den Geist zu verlangsamen. Schalten Sie die Außenwelt aus, um sich auf das eigene innere Selbst einzustellen. Die besten Zeiten für diese Sitzungen sind morgens und spät abends kurz vor dem Schlafengehen.

Versuchen Sie, zwei Sitzungen durchzuführen, eine am Nachmittag (primär) und die andere vor dem Schlafengehen (sekundär), aber einmal am Tag ist völlig ausreichend. Die Sitzungen dauern normalerweise 20 Minuten, was insbesondere bei Inanspruchnahme der erhaltenen Vorteile nicht zeitaufwendig ist.

Es wurde festgestellt, dass eine dieser Sitzungen 2 Stunden Tiefschlaf entspricht und Sie sich beim Aufwachen wiederbelebt und voller Energie fühlen. Glauben Sie

mir, anstatt sich um Zeitbeschränkungen zu sorgen. Sie werden sich auf die nächste Sitzung freuen.

Stellen Sie zu Beginn Ihrer Entspannung Sitzungen sicher, dass Sie nicht gestört werden - schließen Sie die Tür ab, nehmen Sie das Telefon vom Haken und lösen Sie alle Kleidungsstücke. Finden Sie jetzt eine bequeme Position, egal ob Sie sich hinlegen oder auf einem bequemen Stuhl sitzen.

Sitzen kann vorzuziehen sein, da Sie sonst einschlafen können, wenn Sie sich wohlzufühlen. Sie möchten bewusst sein und nicht schlafen, um Ihr Unterbewusstsein zu erschließen.

Versuchen Sie, die gesamte Luft aus Ihren Lungen vollständig auszuatmen und dann durch die Nase einzuatmen. Nehmen Sie sich zehn Sekunden Zeit, um die Lunge mit Luft zu füllen (nicht voll, aber bequem). Halten Sie sie zehn Sekunden lang gedrückt und atmen Sie dann weitere zehn Sekunden lang langsam durch die Nase aus.

Jeder dieser Atemzyklen sollte 30 Sekunden dauern, fünf Zyklen abschließen und nach jedem Zyklus werden Sie sich immer entspannter fühlen.

Wenn Sie sitzen, öffnen Sie Ihre Augen und schauen Sie geradeaus. Wenn Sie sich hinlegen, öffnen Sie Ihre Augen und starren Sie an die Decke. Schließen Sie nach einigen Minuten langsam Ihre Augen.

Wenn Sie diesen ruhigen, entspannten Zustand erreicht haben, starten Sie Ihre Visualisierungen. Stellen Sie Bilder zusammen, die Ihre Emotionen anregen, mache sie lebendig und bunt. Machen Sie die Szenen so real wie möglich und stellen Sie sich vor, wie schlank und straff Sie nach erfolgreichem Gewichtsverlust aussehen.

Stellen Sie sich vor, Sie gehen in zehn Wochen am Strand zügig und sicher zu Ihrem Lieblingsplatz. Ihre Atmung ist normal und entspannt. Du lächelst vor Dich hin; Sie könnten kilometerweit so weitergehen, ohne sich müde zu fühlen.

Sie legen Ihr Handtuch aus und beginnen, sich auszuziehen, um einen festen, straffen, gut konditionierten Körper zu entdecken. Sie haben gerade einen brandneuen Badeanzug gekauft, der erst Wochen zuvor in Ihrem Schrank gelegen hätte und darauf gewartet hätte, benutzt zu werden.

Wenn Sie sich umschauen, bemerken Sie, dass der Strand voll ist. Sie fallen jemandem des anderen Geschlechts auf, er lächelt Sie an und Sie lächeln zurück. Sie gehen sicher zum Wasser und schwimmen ein paar hundert Meter ohne Probleme oder Müdigkeit.

Oder versuchen Sie Folgendes:

Denken Sie an eine Ihrer Mahlzeiten, insbesondere Ihr Frühstück. Menschen ignorieren oft das Frühstück als Teil Ihrer Diät Gewohnheiten. Es ist dumm und ein Phänomen der Gewichtszunahme.

• Genießen Sie Ihren Tag mit schönen Salaten und nährstoffreichen Früchten. Wenn Sie keine Äpfel mögen, probieren Sie Orangen oder Melonen

• Keine Limonaden, Kaffees und solche Getränke täglich, da sie Fettleibigkeit fördern,

• Nehmen Sie Ihre Mahlzeiten pünktlich ein. Disziplin reguliert Ihr Verdauungssystem und hilft Ihnen, gesundheitsfreundlicher zu sein

• Essen Sie alles, was Sie möchten, in begrenzten Mengen. "In Maßen" ist das Schlüsselwort im Wörterbuch eines Patienten

• Nehmen Sie sich die Zeit, an einem Tag im Monat, um zu essen, was Sie möchten, um das Verlangen in Ihnen zu stillen

• Gehen Sie weiter, hören Sie nicht mit dieser Angewohnheit auf, denn sie ist so gut für die Gesundheit

• Erfahren Sie mehr über Gesundheitskonzepte, Fettleibigkeit und gesundheitsbezogene Krankheiten, damit Sie sich des Fettleibigkeit-Syndroms bewusst werden und sich besser um sich selbst kümmern möchten.

22. BLINDE FLECKE BEIM FETTABBAU

Haben Sie den Witz über die Person gehört, die einen großen Cheeseburger und super große Pommes bestellt und dann nach einer Diät-Limonade fragt, weil sie Diät macht? Obwohl dies eine Übertreibung ist, ist es eine perfekte Möglichkeit zu erklären, was wir unter einem blinden Fleck versehen. Ein blinder Fleck kann Ihre Bemühungen zur Gewichtsreduktion sabotieren, und jeder außer Ihnen sieht ihn.

Ihr blinder Fleck kann eines der folgenden oder eine beliebige Anzahl von Dingen sein:

• Sie leiden an nahrhaft leeren Lebensmitteln, weil sie "fettarm" sind.

• Sie stillen Ihren Durst mit Diätgetränken

• Ihre Trainingsroutine ist sehr ineffektiv

• Sie essen nur am Wochenende auswärts, damit Sie das Gefühl haben, alles essen zu können, was Sie wollen

• Sie merken nicht, dass Sie tagsüber ständig naschen

Dies sind nur ein paar Dinge, die Sie dazu bringen, daran zu arbeiten, wie Sie Ihre Bemühungen zur Gewichtsreduktion sabotieren können. Selbst wenn wir über unseren blinden Fleck lesen, werden wir ihn höchstwahrscheinlich nicht erkennen - schließlich ist er ein blinder Fleck. Wie finden Sie heraus, was Ihre blinden Flecken sind?

• Führen Sie einen Monat lang ein Tagebuch über alles, was Sie essen, und bewerten Sie es dann

• Fragen Sie jemanden, dem Sie vertrauen und dessen Meinung schätzen können

• Bezahlen Sie einen persönlichen Trainer, um Ihre Trainingsroutine zu bewerten

• Bezahlen Sie einen registrierten Ernährungsberater, um Ihre Essgewohnheiten zu bewerten

• Kaufen Sie eine Diät- / Trainings-Tracking-Software und lassen Sie Ihre Eingaben bewerten.

Das Erkennen Ihrer Ernährung und die Ausübung blinder Flecken können Ihnen dabei helfen, Ihren gesunden Lebensstil und Ihre idealen Gewichtsziele zu erreichen.

23.
WISSENSCHAFTLICHE RICHTLINIEN FÜR EINEN EFFEKTIVEN GEWICHTSVERLUST

Wenn Sie eine Diät gemacht haben und nicht abgenommen haben, hören Sie auf! Denken Sie nicht einmal daran, eine andere Diät zu versuchen, da dies zu den gleichen Ergebnissen führt, die Sie bereits gesehen haben.

Im Folgenden finden Sie "Wissenschaftliche Richtlinien" zur Gewichtsreduktion, die es schon immer gab, die jedoch heutzutage von den meisten Programmen zur Gewichtsreduktion nicht befolgt werden.

Schauen wir uns nun einige Grundprinzipien an.

1. Steigerung Ihres Stoffwechsels

Um einen nachhaltigen, dauerhaften und langfristigen Gewichtsverlust zu erzielen, ist es unerlässlich, dass Sie Ihren Stoffwechsel ankurbeln. Und der effektivste Weg, um Ihren Stoffwechsel anzukurbeln, besteht darin, einen größeren Anteil an funktionellen Muskeln in Ihrem Körper zu haben.

Der einzige Weg, um diese Muskeln aufzubauen, damit Sie Ihren Stoffwechsel ankurbeln können, ist das "Krafttraining". Es gibt keine andere Methode, die wie Wunder auf den Stoffwechsel wirkt.

Durch das Durchführen eines Krafttrainings erhöhen Sie effektiv die Menge an funktionellen Muskeln in Ihrem Körper, sodass sich Ihr Stoffwechsel erhöht.

Nach einer Krafttrainingseinheit wird Ihr Körper eine signifikante Steigerung oder "Spitze" des Stoffwechsels erfahren, wodurch Sie viel mehr Fett verbrennen können, als Sie zuvor konnten.

2. Es geht nur um schlanke Muskeln

"Die Menge an Fett, die der Körper verbrennen kann, hängt direkt mit dem schlanken Muskel zusammen, die in Ihrem Körper sind."

Wenn Ihr Muskelsystem beim Krafttraining mehr Energie erzeugt wird diese Energie dazu führen, die Kalorien, die Sie essen und das überschüssige Fett in Ihrem Körper verbrennen.

Mit anderen Worten, wenn Ihre Muskeln stärker werden und mehr Energie aufnehmen können, sollten Sie in der Lage sein, diese Energie effizienter freizusetzen, um Ihren Stoffwechsel zu steigern und überschüssige Kalorien, die Sie gegessen haben, zu verbrennen.

Sobald wir durch unsere eigene Kraft mehr Muskelmasse aufbauen können, wird unser Körper effizienter bei der Fettverbrennung.

Es ist auch die Menge an Muskelmasse auf Ihrem Körper, die Sie gut aussehen lässt. Sobald Sie das überschüssige Fett aus Ihrem Körper verbrennen, wird der Muskel unter Ihrer Haut freigelegt, sodass Sie gesund, energisch und gut trainiert aussehen.

3. Verringern Sie Ihre täglichen Kalorien

Das Problem bei diesem Konzept ist, dass die kalorienarme Diät den Körper in den Hungermodus versetzen würde, wobei der Körper das Fett festhält und wertvolles Muskelgewebe zur Energiegewinnung verwendet.

Dies würde dann den Stoffwechsel senken und einen größeren Muskelverlust verursachen, und wenn die Ernährung unterbrochen wird, würde das unerwünschte Fett aufgrund des veränderten Stoffwechsels nicht nur zurückkehren, sondern tatsächlich zunehmen.

Der Weg, dies zu umgehen, besteht darin, Ihre tägliche Kalorienaufnahme nur um eine kleine Menge Kalorien zu reduzieren. Dadurch wird verhindert, dass Hunger Mechanismen auftreten. Sie können dies tun, indem Sie einen 7-Tage-Ernährungsplan erstellen und alles aufschreiben, was Sie für die Woche essen, und dann die Kalorien, die Sie gegessen haben, mit einem Kalorienzähler berechnen. Teilen Sie diese Zahl durch sieben und Sie haben Ihren täglichen Kalorienwert.

Verringern Sie den täglichen Kalorienwert um ein paar hundert Kalorien pro Tag und nicht mehr. Dies wird einen ständigen Gewichtsverlust erzeugen und nur Fett abbauen. Die täglichen Kalorien sollten tagsüber mit kleinen häufigen Mahlzeiten konsumiert werden.

4. Schnelles Gehen verbrennt Fett

Alles, was Sie jetzt tun müssen, ist "Schnelles Gehen" in Ihr Gewichtsverlust Programm aufzunehmen, um mit der Verbrennung von überschüssigem Fett zu beginnen.

Schnelleres Gehen ist nicht nur viel einfacher für die Hüften, sondern führt auch zu einem höheren Fettabbau im Gegensatz zum Joggen oder Laufen.

Hier sind einige der Vorteile von schnellen Gehen.

Einfach durchzuführen

Am konventionellen

 Alle natürlichen Körperbewegungen

Verursacht keine Verletzungen

Kann überall gemacht werden

Die beste Übung mit minimalem Aufwand für den Fettabbau

"Ich kann gar nicht genug betonen, wie das schnelle Gehen in jedem
Gewichtsverlust Programm notwendig ist."

24. EINFACHE TIPPS FÜR EINEN LANGFRISTIGEN GEWICHTSVERLUST

Einfache Tipps für einen langfristigen Gewichtsverlust

Der Gewichtsverlust Plan ist keine eintägige Anstrengung, um die Gesundheit zu perfektionieren. Mit Gewichtsverlust Methoden wie Atkins Diät oder South Beach kann der Prozess des Abnehmers schrittweise sein. Mit Diätpillen wie Phentermine order Adipex kann die Gewichtsverlustrate schnell sein. Wo, wie bei barbarischen Operationen, erholt sich der Patient schnell von der Fettleibigkeit. Unabhängig davon, ob Sie fettleibig oder übergewichtig sind, ob ein Patient sich einer Behandlung gegen Fettleibigkeit unterzieht oder einen Diätpillen-Plan aufnimmt, ist es so wichtig, dass Sie bestimmte Tipps befolgen, um die besten Ergebnisse bei der Eindämmung von Fettleibigkeit zu erzielen.

Nützliche Tipps zur Gewichtsreduktion für ein Leben lang

• Ihr Tag sollte mit Wasser beginnen. Trinken Sie viel davon, es gibt keinen so wirksamen Reiniger wie Wasser

• Überspringen Sie keine Ihrer Mahlzeiten, insbesondere Ihr Frühstück. Menschen ignorieren oft das Frühstück als Teil Ihrer Diät Gewohnheiten. Es ist dumm und ein Phänomen der Gewichtszunahme

• Genießen Sie Ihren Tag mit schönen Salaten und nährstoffreichen Früchten. Wenn Sie keine Äpfel mögen, probieren Sie Orangen oder Melonen

• Keine Limonaden, Kaffees und solche Getränke täglich, da sie Fettleibigkeit fördern können

• Nehmen Sie Ihre Mahlzeiten pünktlich ein. Disziplin reguliert Ihr Verdauungssystem und hilft Ihnen, gesundheitsfreundlicher zu sein

• Essen Sie alles, was Sie möchten, in begrenzten Mengen. "In Maßen" ist das Schlüsselwort im Wörterbuch eines Patienten

• Nehmen Sie sich einen Tag Zeit, um zu essen, was Sie möchten, um das Verlangen in Ihnen zu stillen

• Gehen Sie weiter, hören Sie nicht mit dieser Angewohnheit auf, denn sie ist so gut für die Gesundheit

• Erfahren Sie mehr über Gesundheitskonzepte, Fettleibigkeit und gesundheitsbezogene Krankheiten, damit Sie sich des Fettleibigkeit-Syndroms bewusst werden und sich besser um sich selbst kümmern möchten

25. TRINKEN SIE MOLKE ZUM ABNEHMEN

Auswirkungen auf Serotonin, Blutzuckerregulierung und mehr!

Obwohl das Obige wahrscheinlich die Hauptmechanismen sind, durch die Molke dem Dieter helfen könnte, gibt es mehrere sekundäre Wirkungen von Molke, die beim Abnehmen helfen können. Zum Beispiel die Auswirkungen von Molke auf den Serotoninspiegel. Serotonin ist wahrscheinlich der am meisten untersuchte Neurotransmitter, da festgestellt wurde, dass es an einer Vielzahl von psychologischen und biologischen Funktionen beteiligt ist. Serotonin (auch 5-Hydroxytryptamin oder 5-HT genannt) ist an Stimmung, Angst und Appetit beteiligt

Erhöhte Serotoninspiegel können zu Entspannung und verminderter Angst führen. Niedrige Serotoninspiegel sind mit schlechter Stimmung, erhöhter Angst (daher die derzeitige Beliebtheit der SSRI-Medikamente wie Prozac und andere) und schlechter Appetitkontrolle verbunden. Dies ist eine extrem abgekürzte Beschreibung aller Funktionen, die Serotonin im menschlichen Körper ausführt - von denen viele noch nicht vollständig aufgeklärt sind -, aber eine vollständige Erklärung würde den Rahmen dieses Artikels sprengen

.

Unnötig zu erwähnen, dass ein erhöhter Serotoninspiegel im Gehirn mit einer verbesserten Fähigkeit der Menschen verbunden ist, mit Stress umzugehen, während ein Rückgang der Serotonin Aktivität mit Depressionen und Angstzuständen verbunden ist. Erhöhte Serotoninspiegel im Körper führen häufig zur Linderung von Depressionen sowie zu einer erheblichen Verringerung der Schmerzempfindlichkeit, Angstzuständen und des Stresses. Es wurde auch die Theorie aufgestellt, dass eine durch die Ernährung verursachte Erhöhung des Tryptophans den Serotoninspiegel im Gehirn erhöht, während eine Diät zur Gewichtsreduktion (z. B. eine kalorienreduzierte Diät) aufgrund des reduzierten Substrats für die Produktion zu einer Verringerung des Serotoninspiegels im Gehirn führen kann und dadurch eine Verringerung der Kohlenhydrate.

Untersuchungen haben ergeben, dass Alpha-Lactalbumin - eine wichtige Unterfraktion in Molke mit besonders hohen Tryptophan Gehalt - den Tryptophan-Plasmaspiegel erhöhen und die Depressions- und Cortisol Konzentration bei Patienten unter akutem Stress senken würde.

Die Forscher untersuchten 29 "stark Stress-anfällige Probanden" und 29 "relativ Stress anfällige" Probanden unter Verwendung eines doppelblinden, Placebo kontrollierten Studiendesigns. Die Studienteilnehmer waren experimentellem Stress ausgesetzt, nachdem sie eine Diät gegessen hatten, die entweder mit Alpha-Lactalbumin (in Molke enthalten) oder Natriumkaseinat, einem anderen Protein auf Milchbasis, angereichert war und die Forscher sahen sich an:

* Ernährungsbedingte Veränderungen des Plasma-Tryptophans und seines Verhältnisses zu anderen großen neutralen Aminosäuren.

* Prolaktin Spiegel.

* Änderungen in Stimmung und Pulsfrequenz.

* Cortisolspiegel (die vor und nach dem Stressor bewertet wurden).

Erstaunlicherweise war das Verhältnis von Plasma-Tryptophan zu den anderen getesteten Aminosäuren nach der Alpha-Lactalbumin-Diät um 48 % höher als nach der Casein-Diät! Dies ging mit einer Abnahme des Cortisolspiegels und einer höheren Prolaktin Konzentration einher. Vielleicht am wichtigsten und relevantesten für die durchschnittliche Person, die diesen Artikel liest, fanden sie "reduzierte depressive Gefühle", wenn die Testpersonen unter Stress gesetzt wurden.

Sie kamen zu dem Schluss, dass "der Konsum eines mit Tryptophan angereicherten Nahrungsproteins das Trp-LNAA-Verhältnis im Plasma erhöhte und bei Stress empfindlichen Personen die Fähigkeit zur Stressbewältigung verbesserte, wahrscheinlich durch Veränderungen des Serotonins im Gehirn." Dieser Effekt wurde in der Natriumkaseinat Gruppe nicht beobachtet. Wenn andere Studien diese Ergebnisse bestätigen können, könnte sich Molke als eine weitere sichere und wirksame Ergänzung im Kampf gegen Depressionen und Stress sowie als Senkung des Serotoninspiegels aufgrund einer Diät herausstellen.

Obwohl es eine lange Liste von Hormonen gibt, die an der Appetitregulation beteiligt sind, von denen einige oben erwähnt wurden, scheint Serotonin Einschlüsse im Spiel zu sein. Im Allgemeinen finden Experimente eine erhöhte Verfügbarkeit oder Aktivität von Serotonin = verringerter Lebensmittelverbrauch und verringerter Serotonin = erhöhter Lebensmittelverbrauch. Wenn Molke den Serotoninspiegel selektiv über den von 0 erhöhen kann

26. WAS HAT GEWICHTSVERLUST MIT KALORIEN ZU TUN

Was ist eine Kalorie? Die Definition einer Kalorie ist „die Menge an Energie oder Wärme, die benötigt wird, um die Temperatur von 1 Gramm Wasser um 1 Grad Celsius zu erhöhen". Eine Kalorie ist eine Energieeinheit, die mit Essen und Trinken verbunden ist und ein Maß für die Energie oder Wärme ist, die Lebensmittel produzieren, wenn Ihr Körper sie als Brennstoff verwendet.

Der erste Schritt beim Zählen der Kalorien für Ihren persönlichen Gewichtsverlust besteht darin, zu berechnen, wie viele Kalorien Sie an einem Tag verbrennen (Ihr täglicher Gesamtenergieverbrauch). Dies ist die Gesamtzahl der Kalorien, die Ihr Körper in 24 Stunden einschließlich aller Aktivitäten verbraucht. Dies wird als Erwartungsniveau bezeichnet und ist der Bezugspunkt (Anzahl der Kalorien), von dem aus Ihnen mit Ihrer Diät beginnen können

.

Das durchschnittliche Kalorienerhaltungsniveau für Frauen beträgt ca. 2000 pro Tag und für Männer ca. 2500 pro Tag. Dies sind nur grundlegende Durchschnittswerte, für Sportler oder aktive Personen diese Werte in der Regel viel höher.

.

Eine schnelle und einfache Methode, um herauszufinden, wie

viele Kalorien Sie pro Tag zur Gewichtsreduktion und -erhaltung benötigen, besteht darin, einen Kalorienwert mit einem Multiplikator zu berechnen, wie unten angegeben.

Fettabbau = Multiplizieren Sie Ihr Körpergewicht in Kilo mit 24 Kalorien (12 x kg).

Wartung = Multiplizieren Sie Ihr Körpergewicht in Pfund mit 30 Kalorien (30 x kg).

Dies ist eine sehr einfache Methode, um Ihren täglichen Kalorienbedarf abzuschätzen. Sie hat jedoch Ihre Nachteile, da sie Ihre speziellen Aktivitäts- oder Körperfettwerte nicht berücksichtigt. Trotzdem erhalten Sie eine gute geschätzte Zahl, mit der Sie arbeiten können.

Die Wartungszeit, die Sie erhalten, ist die Menge an Kalorien, die Sie verbrauchen müssen, um Ihr aktuelles Gewicht zu halten. Um Gewicht zu verlieren, muss Ihre Kalorienaufnahme niedriger sein als die Kalorien, die Sie verbrennen.

.

.

Um ein 500 Gramm Fett pro Woche zu verlieren, müssen Sie Ihre wöchentliche Kalorienaufnahme um 3.500 Kalorien reduzieren, was fünfhundert Kalorien pro Tag entspricht. Dies kann erreicht werden, indem Sie Ihre Kalorien um 500 reduzieren oder eine Diät mit körperlicher Aktivität kombinieren. Das Endergebnis ist, Ihre Kalorienaufnahme mit der Menge an Kalorien auszugleichen, die Sie verbrennen. Dies ist das Geheimnis für eine erfolgreiche Diät und Gewichtserhaltung.

Wenn Sie versuchen, Gewicht zu verlieren, ist es unerlässlich, sich der Kalorienzählung in Ihrem täglichen Ernährungsregime bewusster zu werden. Studien haben gezeigt, dass Männer und Frauen ihren täglichen Kalorienverbrauch um 500 bis fast 1000 Kalorien unterschätzen. Sie können sich ein besseres Bild machen, indem Sie einen siebentägigen Ernährungsplan für das einhalten, was Sie normalerweise tagsüber essen und trinken.

Addieren Sie am Ende eines jeden Tages die Gesamtmenge der verbrauchten Kalorien und schreiben Sie sie in den Ernährungsplan. Addieren Sie am Ende der sieben Tage die Gesamtkalorien für die ganze Woche und dividieren Sie sie durch sieben. Sie haben jetzt Ihre tägliche Kalorienaufnahme.

Die Verwendung eines Kalorienrechners kann das Zählen von Kalorien erleichtern. Sie können die Anzahl der Kalorien, die Sie für Ihre täglichen Aktivitäten benötigen zusammenfassen, um mehr Kontrolle darüber zu erhalten, wie viele Kalorien Sie in Ihre tägliche Ernährung aufnehmen sollten. Eine andere Technik für kalorienarmes Essen besteht darin, auf Ihre Fettaufnahme zu achten, da diese die meisten Kalorien enthält.

Mäßigung ist immer wichtig, wenn Sie Kalorien zählen und die Kalorien stark einschränken. Dies führt dazu, dass der Körper seinen Stoffwechsel senkt, was seine Fähigkeit zur Fettverbrennung verringert. Gleichzeitig nehmen die Hungersignale zu und Sie sehnen sich schnell nach energiereichen Lebensmitteln, die mit Fetten und Zucker beladen sind, genau den Lebensmitteln, auf die Sie verzichten möchten.

Dies liegt daran, dass bei der Rückkehr zu normalen Essgewohnheiten der durch die Kalorienbeschränkung verursachte Rückgang der Stoffwechselrate bedeutet, dass Ihre alten Essgewohnheiten tatsächlich einen Kalorienüberschuss darstellen. Sie gewinnen nicht nur die gerade verlorenen Fettreserven zurück, sondern können auch ein bisschen mehr gewinnen.

Eine Diät durch Kalorienzählen bedeutet, dass alle Lebensmittel erlaubt sind. Nichts ist verboten, solange die verbrauchten Kalorien nicht über Ihre tägliche Kalorienzufuhr hinausgehen. Das Zählen von Kalorien kann auch flexibel genug sein, um den meisten geschäftigen Lebensstilen gerecht zu werden.

Angehörige der Gesundheitsberufe sind sich einig, dass eine gesunde Ernährung, die das Zählen von Kalorien und eine fettarme Ernährung umfasst, für einen langfristig gesunden Gewichtsverlust unerlässlich ist. Der Weg, um Körperfett zu verlieren und Muskeln zu erhalten, ist ein lebenslanges Ernährungsprogramm. Qualitativ hochwertige Lebensmittel und mehr Energie sind die Grundlagen, die Sie benötigen.

Lebensmittel, die Sie füllen und nicht ausfüllen, fett- und Zuckerarme Lebensmittel, die nicht raffiniert sind, sollten ideal sein. Tagsüber sollten kleine, häufige Mahlzeiten eingenommen werden, die jeweils ein wenig Protein enthalten, um die Muskelmasse und das Energieniveau aufrechtzuerhalten.

Wie zuvor erhalten Sie die Kalorien aus hochwertigen Lebensmitteln, aber wenn Sie dies nicht können, verwenden Sie einen Mixer, um Mischungen aus Magermilch mit dem Nährstoff Zusätzen herzustellen, die Sie verwenden möchten, solange Sie die Kalorien für Ihre tägliche Gesamtmenge zählen.

27.
GEWICHTSVERLUST BETRUG - WAS MÜSSEN SIE WISSEN!

Es gibt buchstäblich Tausende von Gewichtsverlust Plänen und Geräten auf dem heutigen Markt.

Einige sind echt in Ihrem Versprechen des Gewichtsverlustes. Einige sind zwar aufrichtig in Ihrem Versprechen, aber in Ihrem Design fehlerhaft. Es gibt andere, die offensichtlich falsch sind.

Analysten sagen voraus, dass die Kosten für Daetiker, die unbedingt abnehmen wollen, allein in den USA 35 Milliarden Dollar pro Jahr erreichen werden und in Europa nicht anders sind.

Während die Kosten steigen, werden immer mehr Menschen fettleibig. Hyperaktive Verkäufer werben für so viele wie möglich, um ihr Produkt zu testen, und verkaufen Diätpläne, die große Mengen an Gewichtsverlust in sehr kurzer Zeit beanspruchen. Die für Fettleibige sind und unbedingt abnehmen möchten, nehmen an diesen Programmen teil und essen die Produkte.

Einige verlieren Gewicht, aber fast alle gewinnen das Gesicht wieder, das sie verloren haben. Shows im Kabelfernsehen mit übereifrigen Verkäufern, die versprechen, dass Sie das Gesicht verlieren können, das Sie wollen, während Sie alles essen, was Sie wollen, sind geradezu Lügen und sollten nicht geglaubt werden.

Jeder möchte eine schnelle Gewichtsreduktion, aber es gibt keinen einfachen Weg. Es spielt keine Rolle, was übereifrigen Verkäufer versuchen, Ihnen Fettabsorber, Fettverbrenner, Cellulite-Pillen zu verkaufen, es ist alles ein großartiger Betrug, bei dem sie Millionen von Dollar sammeln und der Käufer nichts.

Jedes Jahr erscheinen neue Bücher zur Gewichtsreduktion in den Bücherregalen, und in Magazinen werden Tausende von Artikeln zu diesem Thema veröffentlicht.

Millionen von Menschen haben bewiesen, dass es einfacher ist, Gewicht zuzunehmen als es zu verlieren.

Es wurde immer wieder bewiesen, dass Versuche zur Gewichtsreduktion durch Befolgen von Diätplänen zur Gewichtsreduktion für kurze Zeit erfolgreich sein können, aber Experten sind der Meinung, dass sich die Leute auf ein Scheitern einstellen sollten. Es gibt keine schnellen Diäten zur Gewichtsreduktion. Keiner der in der Presse oder im Fernsehen gedruckten und gesendet Gewichtsverlust Pläne hat nachweislich langfristige Ergebnisse erzielt. Letztendlich glauben Experten, dass die Verwendung des gesunden Menschenverstandes zu einer gesunden Diät führen wurde.

Alle Experten für Gewichtsverlust sind sich einig, dass es unmöglich ist, den Gewichtsverlust aufrechtzuerhalten. Eine ausgewogene Ernährung und Bewegung sind unerlässlich.

Die medizinische Gemeinschaft, die Lebensmittelindustrie, die Gesundheits- und Diät Unternehmen der Diätassistenten beobachten hilflos, wie die Dicken weiterhin übermäßige Mengen an Lebensmitteln konsumieren und zunehmend fettleibiger werden. Aufgrund dieser Epidemie der Fettleibigkeit haben Herzkrankheiten, Diabetes und verschiedene andere gewichte bedingte Gesundheitsprobleme zugenommen.

Es ist in allen Ländern bekannt, dass es Pläne und Programme zur Gewichtsreduktion gibt, die auf Übergewicht und Fettleibigkeit abzielen. Sie wissen, was ihre Fehler und Probleme sind, aber sie nützen sie schamlos aus.

Experten warnen Verbraucher, die ein Programm zur Gewichtsreduktion in Betracht ziehen, zu diesem Thema zu recherchieren, mit ihrem Arzt zu sprechen oder seriöse Unternehmen und Fitnesscenter mit sachkundigen Mitarbeitern aufzusuchen, die Ihre Fragen beantworten können.

28. VERMEIDEN SIE GEWICHTSZUNAHME AN DEN FEIERTAGEN

Wenn sich die Feiertage nähern, schleicht sich ein Gefühl der Angst ein. Nicht nur das Geld wird enger, sondern auch Ihre Hosen. Es ist die gleiche alte Geschichte. Kälteres Wetter hält Sie drinnen fest, während das leckere Kochen im Urlaub Sie ermüdet. Nicht dieses Jahr. Nicht ich! Ich weigere mich, diese Urlaubspfunde zu gewinnen, und Sie können es auch. Nein, Sie müssen in einem teuren Fitnessstudio keine Verträge unterschreiben. Sie können den Körper, den Sie wollen, mit einem begrenzten Budget bekommen.

Sie werden es vielleicht nicht bemerken, aber Trainingsvideos machen mehr Spaß und

29. DREI EINFACHE SCHRITTE ZUM FETTABBAU

Übergewicht hat sich inzwischen von einem sozialen Ärgernis und einer häuslichen Verlegenheit zu einer offiziellen Krankheit entwickelt. Die Weltgesundheitsbehörde hat Fettleibigkeit als gefährliche Epidemie und großes Risiko für Herzerkrankungen angezeigt. Mehr als 70 % aller Erwachsenen in Europa sind übergewichtig und diese Zahl steigt rapide an.

Wenn Sie jedoch drei einfache Schritte in Ihrem Alltag ausführen, müssen Sie nicht zu einer der oben genannten Statistiken werden. Sie sind ohne zeitliche Einschränkungen leicht zu befolgen und erfordern keine vollständige Änderung des Lebensstils. Diese drei Schritte sind:

1. Krafttraining - Heutzutage müssen Sie nicht mehr im Fitnessstudio leben, um funktionelle Muskeln aufzubauen. Kurze Sitzungen mit hoher Intensität, die einmal pro Woche durchgeführt werden, sind alles, was erforderlich ist, um den Stoffwechsel für die gesamte Fettverbrennung zu steigern.

2. Eine kleine Abnahme der täglichen Kalorien-Diäten funktionieren nicht (jeder weiß das inzwischen), aber wenn Sie Ihre täglichen Kalorien um eine kleine Menge reduzieren, ist der Gewichtsverlust nur Körperfett und nicht mageres Gewebe und Wasser.

Denken Sie daran, dass sich über einen langen Zeitraum Fett im Körper ansammelt, sodass es sich langsam ablösen muss.

3. Mehr zufällige Aktivitäten - Anstatt zu fahren, versuchen Sie zu Fuß zu gehen, anstatt Aufzüge oder Rolltreppen zu nehmen. Nimm die Treppe und so weiter. Bewegen Sie sich einfach den ganzen Tag durch.

Schauen wir uns die drei Schritte unten genauer an:

Krafttraining

Im Alter zwischen 20 und 70 Jahren verliert die durchschnittliche Person ein Viertel ihrer Muskelmasse. Laufen, Radfahren oder andere aerobe Sportarten verhindern diesen Verlust nicht. Dies ist sehr störend, da die Muskeln die Motoren des Körpers sind und jeder Muskel jeden Tag 100 Kalorien verbrennt.

Wenn Sie Ihrem Körper nur 5 Kilo funktionellen Muskel hinzufügen, werden Sie im nächsten Jahr 20 Kilo Fett verbrennen. Vorausgesetzt, Sie nehmen die gleiche Menge an Kalorien auf, so werden diese zusätzlichen Pfunde Jahr für Jahr verbrannt! Diese Menge an Fett kann der Körper verbrennen da direkt mit dem schlanken Muskel verbunden ist, den Ihr Körper hat

Wenn Sie kein Krafttraining durchführen, um Ihr Muskelgewebe zu erhalten, verlieren Sie nach dem 20. Lebensjahr 250 Gramm Fettverbrennung Gewebe pro Jahr. Einfacher ausgedrückt: je mehr funktionelle Muskeln Sie in Ihrem Körper haben, desto mehr Fett werden Sie verbrennen.

Kleiner Rückgang der täglichen Kalorien

Seit Jahren wird uns gesagt, dass wir eine Diät verwenden sollen, um das überschüssige Fett aus unserem Körper zu entfernen.

Das Problem bei diesem Konzept ist, dass die kalorienarme Diät den Körper in den Hungermodus versetzen würde, wobei der Körper das Fett festhält und wertvolles Muskelgewebe zur Energiegewinnung verwendet.

Dies würde dann den Stoffwechsel senken und einen größeren Muskelverlust verursachen, und wenn die Diät unterbrochen wird, würde das unerwünschte Fett nicht nur zurückkehren, sondern tatsächlich zunehmen, weil der Stoffwechsel verringert wird.

Der Weg, dies zu umgehen, besteht darin, Ihre tägliche Kalorienaufnahme nur um eine kleine Menge Kalorien zu reduzieren. Dies verhindert, dass Hunger Mechanismen einrasten. Sie können dies tun, indem Sie einen siebentägigen Ernährungsplan erstellen und alles aufschreiben, was Sie für die Woche essen, und dann die Kalorien, die Sie gegessen haben, mit einem Kalorienzähler berechnen. Teilen Sie diese Zahl durch sieben und Sie haben Ihren täglichen Kalorienwert.

Verringern Sie den täglichen Kalorienwert um ein paar hundert Kalorien pro Tag und nicht mehr. Dies wird nur Fettabbau sein. Die täglichen Kalorien sollten tagsüber mit kleinen häufigen Mahlzeiten konsumiert werden.

Die Kalorien sollten aus einer ausgewogenen Ernährung (bitte keine Diäten) mit der erforderlichen Menge an Mikronährstoffen, Vitaminen und Mineralstoffen stammen. Sowie die erforderlichen Mengen an Ballaststoffen, Fett, Eiweiß und Kohlenhydraten enthalten.

Weitere Nebenaktivitäten

Fett wird aus dem Körper verbrannt, wenn Zellen oxidieren, um Energie in Form von Bewegung freizusetzen. Wenn die Übung langsam bis mäßig durchgeführt wird, wird der größte Teil der Energie aus den Fettreserven entnommen.

Der Schlüssel zu einem effektiven Aerobic-Training, das maximales Fett verbrennt, ist die langfristige Konsistenz und nicht die Intensität. Es spielt keine Rolle, ob Sie eine Meile laufen, eine Meile joggen oder eine Meile laufen, Sie werden genau die gleiche Menge an Kalorien verbrennen.

Die mit Abstand beste Übung zum Zweck des Fettabbaus ist das schnelle Gehen entweder drinnen auf dem Laufband oder draußen. Andere aerobe Aktivitäten sind das Laufband, das Fahrrad, der Kletterer oder andere Trainingsgeräte, die sich im oder außerhalb des Fitnessraums befinden.

Beginnen Sie mit 100 Minuten kontrollierter Nebenaktivität pro Woche und erhöhen Sie diese auf 200 Minuten pro Woche oder mehr. Versuchen Sie bei allen anderen Aktivitäten, sich zu bewegen, zu bewegen und zu bewegen. Versuchen Sie, das Auto weiter von Ihrem Ziel entfernt zu parken, damit Sie die zusätzliche Entfernung zurücklegen können. Verstecken Sie alle Ihre Fernbedienungen, damit Sie aufstehen und die ändern müssen

30. FÜNF DINGE DIE SIE FÜR IHREN GEWICHTSVERLUST TUN KÖNNEN

Eines der wichtigsten Dinge, die Sie für Ihre Gesundheit und Ihren Gewichtsverlust tun müssen, ist:

Maßnahmen zu ergreifen und etwas über Ihre. Gesundheit zu lernen und dann das Gelernte in die Praxis umsetzen.

Wir sind eine sehr abwechslungsreiche Gruppe von Menschen und was für Sie funktioniert, kann nicht für die nächste Person funktionieren. Sie müssen herausfinden, wofür es funktioniert.

Aus einer Vielzahl von Quellen erweitern Sie Ihr Wissen und Akzeptieren nichts als das Beste für Ihre Gesundheit.

Ihre Frage wird sein, was die beste Ernährung oder das beste Essen ist?

Das beste Programm zum Abnehmen, bestes Übungsprogramm und welches einzelne beste Buch dazu kann man empfehlen, um Ihre Gesundheit, Fitness oder Gewichtsverlust zu verbessern.

Die Antwort ist, dass es keinen besten Weg gibt, dies zu tun. Es gibt
Kein bestes Buch, und es gibt keinen richtigen oder falschen Weg, abzunehmen.

Die 5 kritischen Dinge, die Sie tun müssen, um Ihren Gewichtsverlust und Gesundheit zu erreichen, sind diese:

1. Lernen Sie weiter über Gesundheit, Fitness, Ernährung und Gewichtsverlust aus einer Vielzahl von Quellen

Das Wichtigste, was Sie von Anfang an tun müssen, ist Maßnahmen zu ergreifen und etwas über Gesundheit zu lernen, indem Sie das erlernte in die Praxis umsetzen.

Wir sind eine Gruppe von Menschen und was für Sie funktioniert, kann nicht für die nächste Person arbeiten. Sie müssen herausfinden, wofür es funktioniert.

Sie müssen aus einer Vielzahl von Quelle, Ihr Wissen erweitern und akzeptieren, nichts als das Beste ist für Ihre Gesundheit.

Lesen, weiter lernen und behalten, was für Sie funktioniert, und wegwerfen, was nicht funktioniert.

Wissen ist keine Macht, aber "Wissen in Aktion ist Macht!"

Beachten Sie einige sehr einfache Dinge, dass Ihr Körper gut funktioniert, wenn er gutes Essen bekommt. Wenn Sie ihn die beste Qualität an Nahrungsmitteln anbieten, was auch immer es ist, werden Sie mit größter Wahrscheinlichkeit sehr gute Erfolge und Ergebnisse damit haben.

Ergebnisse im Allgemeinen

Halten Sie Ihre Ernährung auf einem Maximum,
so naturnah wie möglich, möglichst biologisch und verwenden
Sie so wenig wie möglich verarbeitete Lebensmittel und Trans-
fette.

2. Finden Sie einen Mentor.

Jemand, der dasselbe Problem wie Sie hatte und gute Ergebnisse
damit erzielte, das können Sie dann einfach kopieren.

Sie können dadurch herausfinden, wie und wofür es funktioniert,
Ihre Gesundheit und Ihr Gewichtsverlust, und was nicht funktioniert, so bekommen Sie Ihre Ergebnisse schneller.

Finden Sie einen Mentor, ein Vorbild für die Dinge, die Sie suchen,
um Ihre Gesundheit durch den Gewichtsverlust zu verbessern,
finden Sie jemanden, in dessen Fußstapfen sie treten können und
um seine Praktiken zu kopieren.
Kopieren Sie ihn, tun sie das, was er getan hat und fragen Sie ihn,
wie hat er es gemacht und was Sie nicht machen sollten, Sie sparen sich damit viel Zeit und Mühe, denn was bei ihm nicht funktionierte, können Sie einfach weglassen.

3. Wenden Sie das Wissen das Sie über Gesundheit lernen, täglich
an

Hier kommt der Aktionsteil ins Spiel. Sie müssen beginnen
das Wissen anzuwenden, das Sie aus dem, was Sie gelesen haben,
gewonnen haben.

Über die Gesundheit oder beobachtet und durch Gespräche mit
Menschen, die das gleiche Problem hatten und setzen Sie es in die
Praxis um, wenn Sie es nicht umsetzen, sind Sie ein Informati-
onsjunkie geworden, und nicht jemand, der anderen sein Wissen

übermittelt.

Sie müssen anfangen zu arbeiten, Ihr Wissen, das Sie täglich gelernt haben in die Praxis umzusetzen. (Ohne zu versuchen und ohne Irrtümer wird es nicht gehen aber daraus lernen Sie, wie es wirklich ist).

4. Wiederholen Sie die Schritte eins, zwei und drei
Denken Sie daran, es gibt keinen richtigen oder falschen Weg um Gewicht zu verlieren. Verbessern Sie Ihre Gesundheit oder bekommen Sie, was Sie wollen. Sie müssen fortfahren um zu lernen und anwenden, was Sie gelesen und gehört haben.

Mir wurde gesagt, was ich richtig oder falsch machte und ich frage Sie, was ist daran falsch oder was waren Ihre Ergebnisse als Sie es versuchten. Nun Sie wissen es nicht, ich denke, sie haben es nicht versucht. Es ist eben so, ohne es zu versuchen, werden Sie die Ergebnisse niemals erfahren.

Erweitere Dein Wissen, lerne weiter über die Gesundheit, wende es danach an, was Du gelernt hast. So können Sie jederzeit feststellen, ob es funktioniert oder nicht. Denken Sie daran, es geht ausschließlich um Sie. Was kann Ihnen helfen, Ihre Gewichtsverlust-Ziele oder Ihre Gesundheit zu erreichen?

Hier kann es sehr wohl darum gehen, bestimmte Fitness anzuwenden, das sind Prinzipien die so kontrovers klingen, dass Sie sich vorstellen "das kann auf keinen Fall funktionieren."

Einer meiner Lieblingssprüche ist: "Nicht glauben sagt mir nichts, aber ich fordere Sie auf, mir das Gegenteil zu beweisen

Die Absicht ist, dass Sie es weiter versuchen.

Als ich meine Reise begann, 50 Kilo zu verlieren, las ich ein Buch und die predigten den Grundsatz als wäre das Evangelium. Da ich mich darüber aufrege, sagten sie mir, halte endlich Deine Klappe, und dann, ich solle etwas anderes lesen. Ich akzeptierte dies und begann zu lesen, las alles was ich über Gesundheit und Gewichtsreduzierung finden konnte und ich begann mein neues Wissen sofort täglich anzuwenden.

Ich fand Leute, die dieses Problem schon vor mir hatten und die diese Informationen benutzt haben, erfuhr was Sie dachten und glaubten und was das alles für ihre Gesundheit getan hat und entdeckte für mich, dass das alles bei mir auch funktionierte.

Schließlich entdeckte ich das ultimative Geheimnis für Gesundheit und Gewichtsverlust.

5. Gib niemals auf.

Es hört nie auf. In dem großen Bereich Ihres Lebens, die nächsten 30,
40, 50 oder mehr Jahre, was sind ein paar Tage, wenn Sie zufällig aus der Bahn kommen. Ich mache gleich wieder das, was Du getan hast, mache weiter.
Lernen, immer wieder neue Dinge ausprobieren, zu dem zurückkehren, was funktioniert hat.

Es funktionierte und hielt mit Ihrem täglichen Fitnessprogramm Schritt.
Wahrscheinlich die wichtigste Tatsache über Bewegung oder Fitness ist, dass unser Körper darauf ausgelegt ist, sich zu bewegen, und wir haben es geschafft Davon weg. Wir müssen täglich

etwas tunTrainiere unseren Körper.

Gib niemals auf. Verlieren Sie niemals die Gesundheit aus den Augen, die Sie wollen und arbeite weiter auf Dein Ziel hin.

ÜBER DEN AUTOR

Fred Montura

Geboren in Deutschland und später mit meinen Eltern nach Argentinien ausgewandert. Lebe auf einer Estancia und habe Landwirtschaft und Viehzucht studiert und noch ein paar Kurse in Economie. Da ich die Verwaltung der Farm an meine Kinder abgegeben habe, habe ich angefangen, zu schreiben.

www.ingramcontent.com/pod-product-compliance
Lightning Source LLC
Chambersburg PA
CBHW070716250726
48662CB00001B/445